対話の技

井上信子 著
Nobuko Inoue
神田橋條治 対話
Joji Kandabashi

資質により添う心理援助

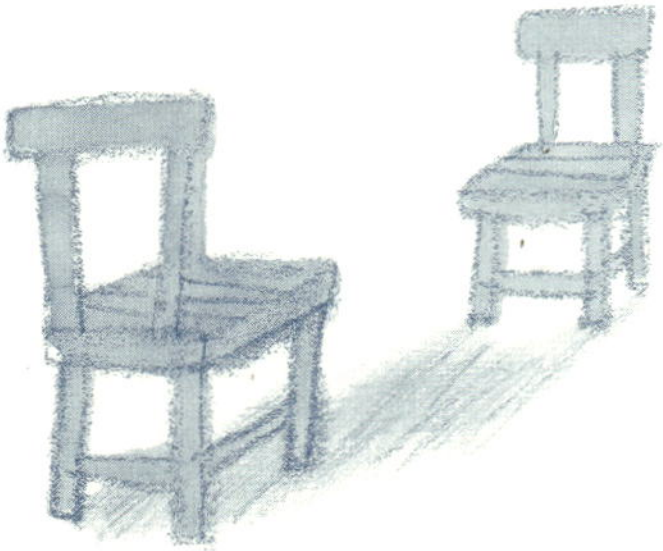

新曜社

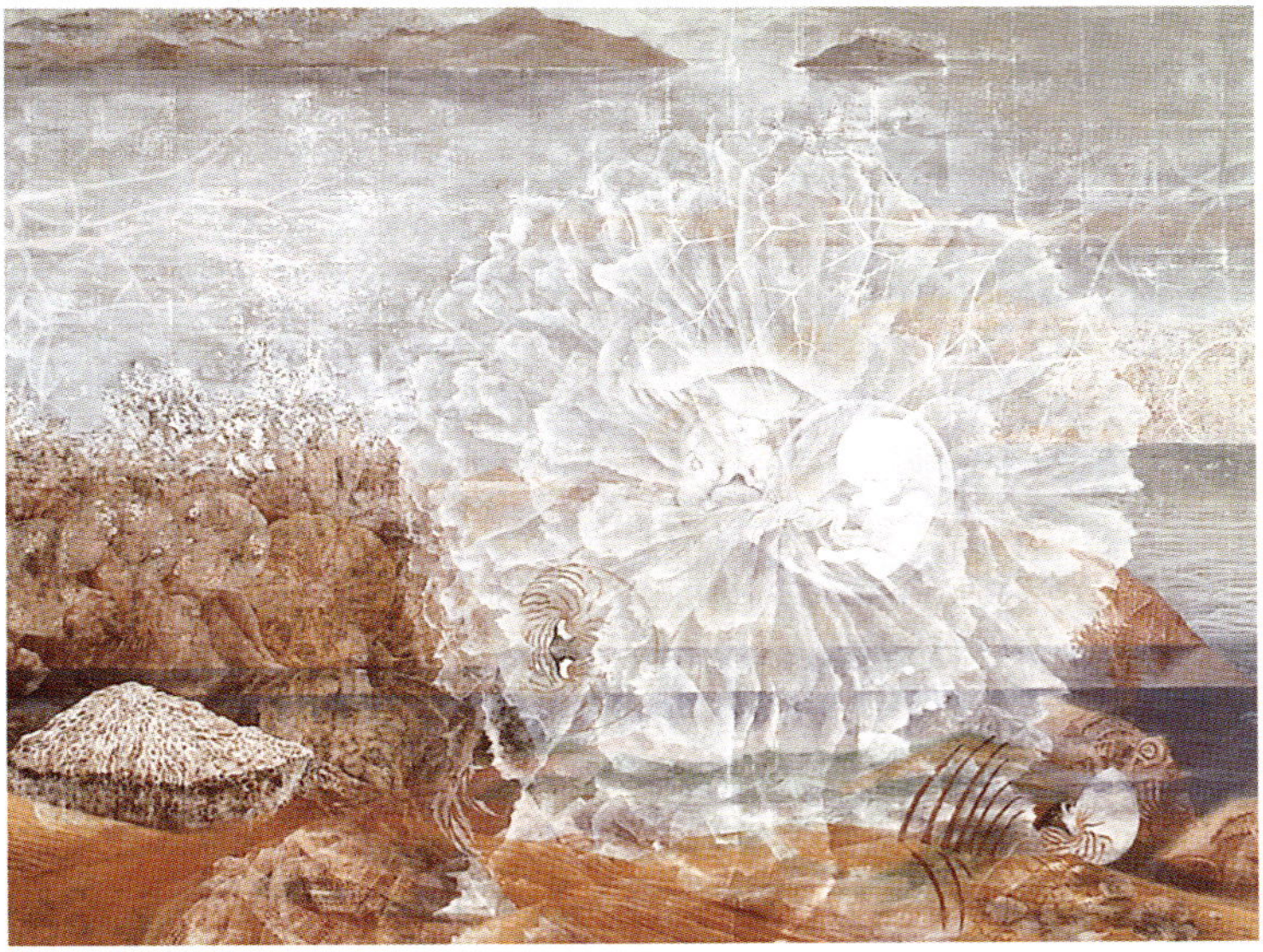

工藤不二男「幻郷」（1973年）

（本書274頁に関連）

まえがき

夢はいつか醒める。だから、見たいと思ったときに見ておきなさい。

やっと見つけた師匠、神田橋條治先生は、初対面で「導き」を請うわたくしに、そう、応えられた。それから一年あまりが過ぎたころ、わたくしは夢をみた。

大海原からいきなり富士が突出してそそり立ち、裾野に波頭がたつ。その背後にはるかに雄大なもうひとつの富士がほぼ同時に深海から立ち現れ、重なりあって堂々と立っている。

夢のなかで、背後の富士は師であると直感した。気がつくとわたくしは強くなっていた。さらに一年の月日を重ねたころ、今度はこのような夢をみた。

何千もの小さな仏が灯明を抱きながら石段に並んでいる。左側に区画を仕切る細い階段がある。仏の灯明が揺らめいたり、細くなったり、消えかかると、作務衣を着た師匠がその階段を上がり、灯明を観て炎を掌で包みよみがえらせる。そして輝きだすと、すっと立ち去り、階段を降りてその光の光景全体を観やる。あまたの小さき光がチロチロ、チロチロと燃えつづける。闇に浮かんだ幽玄の世界。

目覚めて了解した。いのちの目的はいのちを燃やすこと。ただ生きること。だから「いのちの灯」を弱らせるかかわりはすべて、治療でもなく教育でもない。我が身から発することばが、雰囲気が、いつも相手を勇気づけ、強め、しかし侵入的でないようにと祈るようになった。

そして三年目を迎えたころ、わたくしの中核に「寂然」の空間が、あった。それは、何ものにも依存せず、失われることのない、おのずから然るべくして然る、不可視の空間というべきものである。そしてわたくしは、そのひっそりとした空間で安らぎ、連想し、自己と対話し、創造し、自足している。それは出会いのころわたくしが師のなかにイメージした、一脚の椅子が置かれた「青い海の底」と同じ空間である。そのイメージにひとつのことばを添えて伝えると、師は、それは正確にボクの哀しみを言い当てている。よくも見抜いた、と言われた。それを哀し気な雰囲気とともに思いだす。

わたくしはいま、その青い空間から、臨床と社会の、現象と本質を感知するようになった。さらに「真に内面的な人間は真に行動的な人間であるという命題は決して幻想ではない」（「若き世代に寄す」『丸山眞男集 第三巻』岩波書店 一九九五年）ことを実感し始めている。

師のすすめにより、その精神と行動の結節点として本書を上梓することになった。

本書は三部構成になっている。第一部では、師の導きのもとにまとめたケースを検討することを通して、「資質を引き出し育む心理療法」について考察する。第二部には、子ども理解に役立つことを願って、臨床や教育について述べた雑誌論文を納めた。初学の方の参考になれば幸いである。また、わたくしのクライエントへのかかわりかたに、師匠、神田橋がわたくしの資質を引き出し育んださまが写し出されていると感ずることもあり、第三部に、師弟関係の歴史を一部綴った。

なお本書では全篇にわたり、すべてのケースに関してクライエントのプライヴァシー保護のため本質だけを残して改変を行っている。さらにクライエントあるいはご家族に公表の許可を頂いたあと、原稿をご校閲ねがい不都合な箇所を削除して頂いた。これも、そうした手順を踏むことを習慣にすると、臨床家としての魂とセンスが向上する、という師匠の教示によるものである。

出会いから五年の歳月を経　いまさらに学びを重ねつつある
二〇〇一年二月 五日 ――「夢」のなかより
井上信子

はじまりの対話

天与の才をわたくしたちは羨望する。だが、それを付与されている個体の現実は苦闘の人生である。潜在する資質は、開花を求めて、個体の心身を内側から揺さぶる。平均的な穏やかな人生を進むことを許さない。結果、個体はしばしば「病」の様相を呈する。こども・青年といった成長速度の際立つ時期では、ことにそうである。さらに、潜在する資質が並外れて優れた内容をもつときには、可能性が豊かであればあるほど、波瀾は深刻となり、かつ、青年期を越えて人生の後半にまで延長する。

揺さぶられるのは当の本人だけではない。開花を求める資質に揺さぶられて苦闘する個体、に寄り添い援助しようとする人々もまた、自らの依拠する平均的で穏やかな価値観を揺さぶられ苦労する。だが、しばしば不思議なことが起こる。巻き込まれる援助者たちが、巻き込まれての苦労を避けるのでなく、むしろ積極的に引き受けることである。開花を求める資質は、援助者の意識下を魅了するようである。魅了され共振れし、的確に援助することを通して、援助者は治療者となる。それは援助者自身の資質の開花でもある。

井上さんは、開花を求める資質を嗅ぎとりそれに共振れするという仕方を一貫する形で、自分の治療スタイルを作ろうと努力しているように見える。それがまた、井上さん自身の資質の開花への苦闘でもある。

いま、そのプロセスの一歩として、ここに小さな花が咲いた。そのことを、井上さんの資質に魅了されて援助している者として、共に喜びたい。思えば、これはヒトの歴史にありふれた平凡な事象ではある。平凡な営みへ向けての、非凡な苦闘に期待する。

二〇〇一年二月六日

神田橋 條治

目次

装画　奈路道程
装訂　上野かおる

対話の技

資質により添う心理援助

未来を拓く子どもたちへ

第一部

資質を生かすことと援助すること

「資質を生かす」とは、通常「自己実現」と言い慣らわされているこの技法化として対話精神療法が選んだ言葉である。

その実際を、資質の異なる四つのケースで提示する。

第一章　言語的感性と情熱の発露を支える
――ある学校嫌いの子

本書の始まりとなるこの章では、学校嫌いのケースを挙げて、わたくしが拠って立ち本書を貫くところの《対話精神療法》の要諦について述べる。

対話精神療法は、精神分析医、神田橋條治が、面接における「対話の基本」を、長年の臨床経験をもとに日本文化にふさわしいように工夫・考案した治療法であり、精神医療の領域で多くの支持を集めている。しかしその個々の技法は、重い精神疾患に対応する技法として生み出されたものであり、そのままではカウンセリングや教育相談のクライエントには馴染みにくい側面がある。そこで本章ではまず「対話精神療法とは何か」について、その要諦を記述する。そして次に、治療・カウンセリング・教育相談いずれの水準にも通底して有用な「最小限の対話の基本」を、その発想と技法とともに明らかにする。最後に、それらが面接経過でどのように展開するかを示すことで、対話による治療およびカウンセリングの背景にあるものの意味を考察することにする。

対話精神療法とはなにか

神田橋條治はヒトの脳に記録されている「進化の歴史」を、精神疾患の、さらには精神分析治療の、基盤であると想定した。そして従来のフロイト理論を「脳機能のメタファー」と位置づけた。その視点から彼は精神療法の技法上の工夫・改変を重ね、そこに集積された技法群を《対話精神療法 *Therapy through Talk*》と綜称している。

対話精神療法の基本図式

ひとつのモデルケースを用いて、対話精神療法の基本図式を描出してみよう。

クライエントA子は小学校四年生‐女子。来談の理由は、学校嫌いである。A子は、小学校三年生までは頑張り屋で成績優秀な子であった。両親とも高学歴で教育熱心。父親は実直な努力家で、母親はか弱い印象の人、母方の親戚には文学者がいる。母親によれば「情が通いあう感じがあまりない」夫婦である。A子は三年生の冬頃から、朝、食欲不振・腹痛・倦怠感を訴えるようになり、それが高じて昼夜逆転に陥りがちになった。これらの身体症状は不登校群に典型的ではあるが、さらにA子には、季節性の気分・体調の変調（晩秋の到来とともに調子が下降、籠りがち）も幼稚園の頃から認められた。そのため父親や教師から「優秀だが意思薄弱な性格」というレッテルを貼られていた。そんな雰囲気を察知していることもあり、A子は『学校が嫌い』だった。そして四年生になってまもなく、得意だった国語のテストに出題された詩の問題を見て、『こんなところで〔ことばを〕切っちゃいけない』と激怒しているうちに時間切れになり、その結果ひどい点数をとった。そしてふさぎこみ、学校を休みがちになった。

対話精神療法では、以下のような着眼点からケースの理解を試みる。

資質―対―文化

生き物はみな、己の資質と環境との間に、調和を図りつつ生きている〔神田橋 一九九〇年〕。――『精神療法面接のコツ』という書物の冒頭の一行、この三十一文字に、対話精神療法の基底が凝縮されている。その意味するところを以下に掘り下げてみよう。

系統発生の視野による「資質」の理解――「資質に内在化された進化の歴史」の視点

対話精神療法は、ヒトの脳に内在する進化の歴史の視点から、A子の昼夜逆転という睡眠の「位相のずれ」〔目覚めが夜にずれる〕に対して、人類遺伝学の「今日の原猿類に認められる『昼行性』と『夜行性』の共存的な形質遺伝が人類にもみられるのではないか」〔三木 一九九二年〕という仮説を採用する。さらに季節性の気分変調については、「人類も、特定の哺乳動物と同様に一年の一定の時期に『休眠する』のではないか――すなわち『冬眠説』」〔三木 一九九二年〕という仮説を採用する。

つまりA子は、そのからだに刻みこまれた、進化の歴史に根ざした「体質」傾向のせいで、通常に加えて冬の季節にはとくに、運動筋が朝、半眠状態であり、そのためにからだが重く思うように動けない。そういう状態が続くと、まじめな頑張り屋や努力家は焦燥感を感じる。そして、必死で寝ぼけ状態の筋肉に鞭を振るい、なんとか生活パターンを朝型に変えようと試みる。学校も会社も朝に始まり、その時間帯に適応しないかぎりこの社会から「落ちこぼれ」るとみなす文化環境だからである。しかし鞭の試みはたいてい逆効果を引き起こす。そして余計に疲労が蓄積するはめになり、その悪循環が長引いて、運動筋の疲労感覚が精神の領域の不機嫌や鬱気分までも引き起こす。さらに疲労は内臓筋肉にも及び、「胃もたれ」による食欲不振や腹痛につながったと推測するのである。

すなわち、A子の「意思薄弱」とみなされたものの本質は、全身の筋組織の覚醒不全に由来するものであり、「どんな人間の性格と言われるものも、その人ごとの『生過程の内実』、要するに『生理』なるものを抜きに考えることが不可能であるということ、そしてさらに、そうした生過程の成立の奥に、実は人類発生の悠久の歳月がこめられている」（三木 一九九二年）と考えるのである。

以上によりA子の不登校傾向は、その「生過程の内実」が近代日本の学校制度の「時間帯」にあわない、だが三年生までは半睡眠のからだに鞭うって頑張ってきた、しかし頑張りが限度を超えたことによる、と仮定され、これは「（動物としての）資質と文化との衝突」の図式として把握される。こうして対話精神療法は、フロイトが志向していた心身二元論の超克を、この「進化の歴史の内在」の視点をもつことによって達成しようとする。

ではつぎに個体発生（文化を受け容れた社会的存在への変容を含む）からの資料を収集しよう。

個体発生の視点からの「資質」の理解

個体発生の特徴をつかむには、クライエントの初歩と初語の時期が参考になる〔本書二五〇頁参照〕。A子は歩き始めが遅く、話し始めが早かった。これを脳機能の発達の観点から考えると、A子においては、筋肉運動能力よりも言語やイメージ能力の方が優位であると推測される。

そしてこの推測は、われわれを不登校の「ことの起こり」に立ち返らせる。A子の「頑張り」が破綻したのは、得意な国語のテストに失敗したときだった。好きな詩がテストに出題され、ことばが無神経に切り取られた設問に怒りを感じているうちに、時限が終ってしまい散々な点をとったのである。この出来事は、A子が文学者を生んだ母方の一族の資質すなわち「ことばに対する繊細な感性」と「何かにたちまちこころを奪われる能力」を豊かに受け継いでいる可能性を示唆している。

A子が詩に没頭し、激怒した時間は、彼女がそれまで頑張って受け容れてきた「△時から×時までは国語、一〇分休んで算数、その後一五分間で給食時間終了……」という数値で表せるデジタルな外的時間とは対照的な、瞬間が永遠であるような内的時間であったと思われる。こういう資質の子どもにとって、学校の一時間は、ほとんど永遠の長さをもつ退屈な時間なのである。

だが治療的にみて問題なのは、A子が、テストに失敗した自分と、その後、登校を頑張りきれなかった自分を責めていたことである。

幼い頃から父に繰り返し聞かされた「頑張れ」のことばが、A子の超自我に刻みつけられており、彼女は頑張り続けないと不安でたまらなくなり、自分がそうしたくないときでも頑張ってしまうようになっていた。それがいつ頃からのことかをさかのぼってもらったところ、A子は、小学校一年生のとき何かの絵と歌を作って父親に見せたとき「つまらないもの書いてないで、勉強しろ。努力しないとろくな人間にならないぞ」

と叱られた出来事を思い出した。おそらくこのエピソードは、A子の家庭内の持続的文化形態の典型であり、象徴といってもよいだろう。そしてA子のまだ幼く弱い自我は、夢見がちで詩的な資質を抑圧して、「努力主義」という家庭文化の型（社会の価値観が入り込んでいる）をとりこんだが、それは、彼女の命をねじまげる異物なのであった。

以上、詩的・文学的な資質のあるA子には、長さが一定なデジタルの時間より、数値で表せないような時間の流れに親和性があること。またA子の超自我に刻印づけされた父親の「頑張れ」のことばは、A子のその資質と相容れないことばであること。これらより個体発生的にも、A子の「時間」「能力」の資質と、所属文化の要求するものが、対立する図式として把握できる。

つぎに、対話精神療法のもうひとつの要諦、フロイト理論について述べる。

フロイト理論の活用 ―― メタファーの視座

対話精神療法は、心理学的にはフロイト理論を基礎においてクライエント理解を試みる。しかし、それを実在するものとは考えず、メタファー・暗喩としてとらえ、必要があれば「譬え」としてクライエントに伝える。

そのメタファーとして扱うということは、人間の精神活動にいかに影響するだろうか。――貯金箱に毎日、百円ずつ貯金してきて辛気くささを感じている人や、問題集を一日一問ずつ解きながらそれをじれったいと思っている人に、「チリも積もれば山となる」というメタファーを与えるとしよう。するとそれは、その人に自分がやっていることの位置づけの認知を与えることになる。

たとえばA子にもその可能性があるが、父親に認められたい一心で頑張りつづける女児のクライエントには、エディプス・コンプレックスの存在が推測されることがある。その子は、息切れしてやめたいのに努力を止められない自分に、こころが曇っている。そのとき〈お父さんとお母さんが仲がいいということは、子どもにとって、安心なことでもあるし、淋しいことでもあるよね〉というメタファーを伝えるのは、その子が直面している課題に関して構造化された認知を与えることになる。そしてそのメタファーは、クライエントに呈示されるとともにカウンセラーと共有され、対話も、より構造化されるのである。

最近、心理学関係の本をたくさん読んでいて随分と詳しいクライエントが多い。メタファー共有の観点からも、「治療作業の主体者は病んでいるひと本人である」という認識の育成という面でも、そのようなクライエントこそ歓迎したい。なぜなら対話精神療法は、自己認識を深め内省的自己を育むことを目的とする治療法だからである。

対話精神療法の治療的発想

対話精神療法では、個々の脳が自己の資質と相性の悪い言葉文化の学習成果を排除できるように援助することが治療者のメインの仕事である（神田橋 一九九八年a）と考える。これを力動論的に説明すると、超自我の力を緩めて、文化順応的に動いている自我が生得的な自我機能（自律性）を取り戻すように導く、ということになろう。

自我が自律性を取り戻すとはどういうことか。——たとえば、「見る」という働きには、外界から視野に入るものを受動的に見るというだけでなく、自分が必要とするものを選択的に探して見るという自律性もあることが、最近の研究でわかってきている。ところが、恐怖や不安があったり、あるいは常に習慣によってあるものを見たり、あるものを常に「見れども見えず」としてしまうような学習が確立すると、自我の生得的自律性は妨げられてしまう。そうした学習成果を〈防衛〉とよぶ。

A子の場合は、超自我からの「勤勉な努力家でなければならない」という命令に威圧されて、内面の詩的・文学的世界を自我が抑圧したことにより、その世界へ誘い込む樹々の緑・そよぐ風・さえずる小鳥は、おそらく「見れども見えず」であったろうと推測される。なぜなら、言葉は「感覚」や「行動」のイメージを描いたり、それらに意味を付与することを通して、「感覚」や「行動」を制御し、……言葉で描写されたものには保続性があることから、……人の心を束縛する病因性を持って〔神田橋 一九九五年〕しまうからである。すなわち、A子は「頑張れ」ということばのあやつり人形であったといえよう。

こうした局面を前に対話精神療法は、①「癒し」の環境、ことに自然環境を整え、②治療者の「言葉の外」、振る舞いや雰囲気を重んじ、③言葉を語る際の「鳴き声」の発声で包み、④「共感」の「同行二人」のイメージを送り込み、……以上四点の「抱え・包む」治療がまず在り、そのなかで、内在化され病因となっている古い言葉文化に向けて、新しい言葉でのショックを送り込み〔神田橋 一九九五年〕、言葉の傀儡を揉みほぐして、自我の自律性の復権を意図する。そしてその根底にあるのは、自然治癒力の解放という想定であり、無意識（いのち）への信頼〔神田橋 一九九五年〕である。さらに精神療法とは、文化のなかで生きていくための必要上生じた生体内の柵、を少しばかり緩め、二つの領域の間に水の行き来が可能なようにすること……〔神田橋 一九九〇年〕でもある。ここで生体内の柵とは、防衛機制を指し、二つの領域とは、資質と学習結果である。

A子の場合、「頑張り」にとらわれていたときには、自分がしたくなくても「頑張り」が自動的に発動してしまい、その柵のなかに閉じ込められていた。後にそのことに気づいてからも、「頑張りが必要だ」と認めたときに、みずからが主体となってそれを使いこなす、そのために学習結果も捨てずに保存しておく、これが「水の行き来が可能」の意味である。換言すれば、現在がどのような年齢であっても、それまでの自己の歴史のあらゆる時点の雰囲気に即座に移り住める精神の自在さ（神田橋 一九九四年）を可能にする、という意味である。

治療・カウンセリング・教育相談に通底する

対話精神療法の基本

人と人が出会う

心理療法の前提

心理療法に携わる者（以下、便宜的にカウンセラーに代表させる）は理論や技法を有するがゆえに、自分たちが心理療法における主役だと錯覚しがちである。しかし心理療法の主役は、助けを求めている人すなわちクライエントである。心理療法に月を眺めることで淋しさが癒されることまでを含めるとしたら、不幸せからの離脱を求めている人だけで精神療法が成り立つ（神田橋 一九九二年）だろう。そして助ける側において大切なのは、相手の不幸せに心を寄せており、そこからの離脱の手助けをしたいという意図を、情緒的な内なる流れとしてもっていることである〔神田橋 一九九二年〕。

時間の制限

学校での教育相談には、生徒が卒業するまでという、とりあえずの時間制限がある。このような場合では、「教師である自分と、この生徒とのかかわり（関係）が、この生徒が八十歳になったときにどういうかたちで残るか、この生徒の人生の歴史の一頁としてどんなふうに残り機能するか」にこころを配っておくことが大切であろう。八十歳としたのは、当然そのころ教師自身はこの世にいないわけで、この想定は導く側を謙虚にすると思われるからである。逆に、一般のカウンセリングや治療のような時間制限のない出会いである場合には、その関係が「いつ終わってもいいように」こころを配っておくことが肝要であろう。

対等な出会い

いのちの定め

クライエントや生徒に会うに先だって、個人記録などを読んだり、担任教諭から話を聞く機会がよくある。そうしたときには、資料を対等な関係の冒頭の出会いという気持ちで、礼儀正しい姿勢で読む〔神田橋 一九九七年〕、あるいは聴くことが大切である。なぜならそこには、苦悩しながらも懸命に生きてきた、そのようにしか生きられなかった、クライエントや生徒の歴史が刻まれているからである。カウンセラーも教師自身も、彼らと同じ環境に置かれていたら、同じ状態になっていたかもしれないのである。そしてなにより、百年後にはふたりとも土に還る存在であり、「いのちの定め」という意味において、わたくしたちは対等な存在なのである。

三角形の構図

治療者や先生が、その熱心さのあまり、クライエントや深いテーマの児童・生徒を抱え込んで疲労困憊している姿を見かけることがある。クライエントや生徒を思うその姿勢は尊いのだが、カウンセラーや教師がつぶれて途中でクライエントや生徒を投げ出すと、かれらにとってそれは「見捨てられ体験」となり、こころの傷がいっそう深まる危険性が高い。それを防ぐコツは、「対話の場の構造が三角形になるようにする」ことである。カウンセラーとクライエントと話題、教師と生徒と話題、の三つで構成される三角形の関係(三者関係)で「~について語りあう」「~のことについて意見を出しあう」という構造を維持すると、よりよい未来に向けた共同作業になる(神田橋 一九九二年)。これとは対照的に二者関係の対話では、転移/逆転移といった複雑な感情が誘発されて関係が濃厚になり、ときに母親代わりのようになってしまい抱え切れなくなりやすい。意図的な働きかけには、その結果に対して責任が伴う。それゆえ、働きかけるまえに自身の力量を自覚し、限界を明らかにして、それにみあう技を用いるのが責任ある姿勢である。

対処行動の視点

訴えを聴いたら、それを何らかの病的症状に対する対処行動 *coping behavior* と考えられないか、と思ってみることを習慣にすることを神田橋(一九九七年)は勧めている。さらに彼は、明らかな動作のかたちで表れるもののほとんどは対処行動と考えられ、対処行動と判断したら次には、何に対する対処行動であり、どのように成功・不成功な結果になっているか、に注目することを定石とするようアドヴァイスしている。ここでいう対処とはすべて「対自的対処」のことである。すなわち、症状とは「心地よくない uncomfortable」ものなので、生体はそれを取り除くか、心地よくするために何らかの対処を試みると考えられるのである。

例を挙げて説明しよう。――クライエントが「おなかが痛い」と訴えたとする。それに対してカウンセラーが〈なにか悪いものでも食べたの？〉と訊けば、これは原因を探していることになる。そうではなくて〈おなかが痛いのを、どんなふうにしたの？〉と、対処行動を訊くようにする。そして、〔クライエント〕「絶食した」、〔カウンセラー〕〈そしたら痛いのどうなったの？〉、〔クライエント〕「効かなかった。でもそれで我慢してたら一時間くらいで痛いのとれた」、〔カウンセラー〕〈そしたら、一時間くらいすればあわてなくても腹痛は、食べないでいるとなんとかなるんだね〉……というふうに話をすすめることで、クライエントは対処の成功／不成功を認識するのである。

これはまずクライエントに、半ば無意識にしていた課題解決への手立てを自覚させ、つぎには、彼らが意識的・主体的によりよい解決の工夫を見いだすように水路づける働きかけである。

ただし、訴えが対処行動ではなく真の症状である印象のときは、その症状にどのように対処してきたか、を問うのを定石にする〔神田橋 一九九七年〕。また、「哀しみをまぎらすために仕事に打ち込んだ」とか「イライラして蹴飛ばした」のように、クライエントの語るなかに自然に対処行動（傍点部）がセットされているものは、セットのもう片方（哀しみ・イライラ）が真の症状である可能性が高い。その場合、セットされていない訴え（たとえば、突然我慢できずに怒り出す、リスト・カットするなど）は、それ自体が対処行動である確率が高い。

いずれにしても〈対処行動〉を訊いて捜していく利点は、精神療法が対処法を探す作業であることを伝え、同時に、対処法を生み出している自我の健康度を測ることができることにある〔神田橋 一九九七年〕。また、「どういう対処法をよく用いるか」には、そのクライエントの資質が表れていると考えられる。つまり、筋肉運動優位の資質の人は、蹴飛ばす・叩く・壊すなど身体運動による対処を、言語優位な人は、陰口によるいじめ・口喧嘩・嫌味など言葉を用いた対処のかたちをとりやすいと考えられる。どうやらそれは、〈資質〉のやむにやまれぬ発露といえそうである。

資質を生かす

自我は、本来の資質を伸ばす機会が与えられると、苦手な領域にもエネルギーを配分する余裕をもちうる。すなわち、資質が向いていて好きなことは、身体的・心理的に快感を起こし、エネルギーが高まり「自我がそれを弱点補強にも転用し得る」〔本書第二章〕ということである。クライエントが好きなことを探し「好きこそものの上手なれ」を積極的に活用することで、高まったエネルギーは治癒や達成感や自尊心の高揚に用いるように導く。逆に、資質にあわないことを長年続けると、心身を病む危険性が高まる。

他の援助の活用

「どんなときにこころがゆったりして、日頃の苦悩から離れられるような気がするか」をクライエントに訊いて取り入れる。また、一木一草、これ治療者〔神田橋 一九九〇年〕であり、面接室・相談室がクライエントや生徒を包み込むような雰囲気にあることが大切である。加えて、必要ならいつでも友人・担任・管理職・養護教諭・先輩・治療者・医者・弁護士などの力を借りることも望ましい。

たとえばクライエントに原因不明の発熱があるとき、養護教諭への相談や医者の内科的診断を勧める。その結果、からだの病気でないことがわかれば、安心して心理的治療・相談に専念できるわけである。あるいは進路決定に悩みが深いクライエントなら、同じ道を進んだ先輩の力を借りることを提案する。そうすれば進路に関する具体的イメージが湧いて、悩みが取り越し苦労だったとわかり、心配症の自分に気づくかもしれない。また極度のいじめられに陥っている場合、いじめる側の行動が刑法上の問題に抵触するかどうか、法律の専門家に聞いてみることを勧め、解決の一助とする。このように、クライエントが他の援助を効果的に引き出していけるよう、カウンセラーが配慮してゆくのである。

さて以上が治療・カウンセリング・教育相談における《対話精神療法》の最小限の基本的発想と、論理、および技法である。次節では対話精神療法による面接経過を示し、主要な技法の背景にあるものを明らかにしたいと思う。

対話精神療法の面接過程

以下は、本章の初めに紹介しているA子の面接過程である。A子の発言は『……』、わたくしの発言は〈……〉で示す。なお付記している数字は、後ほど〔二〇頁以降〕の説明の番号に対応している。

面接の過程

セッション1――X年 五月

〈いま話しておきたいことを聞きましょうね。私の治療は、話し合いを続けることで新しい見方や考え方を見つけて、それを手がかりに、良くなる道を見いだそうとするものなの。それでやってみますか?〉――①

『はい』『学校に行きたいんですけど、朝がだめなんです』

〈朝が? 朝だけだめなの?〉

『あー、だいたいそう。夕方ごろ充電になるんです』

〈なるほど。で、朝はどんな感じなの?〉――②

『なんか、からだがもやっとして、立ってもフワァーってしてる感じ』

〈なんだか、力が入らないのね。困ったねえ〉

『そう』

〈あのね、健康のバロメーターは寝起きの気持ちよさなの。だから起きた時のからだの雰囲気を感じ取るようにしてくれる?〉――③

『はい』

〈食べられてはいるの?〉

『食欲ないんです。気持ち悪いときもあるし、時々、おなかも痛いの』

セッション3 ―― 同年 六月

〈どんなことしてるとき、悩みとか忘れてホッとする?〉――④

『好きな本読んでるときと、寝るときかな』

〈うん、どんな本が好き?〉

『絵本でもいいの?』

〈うん〉

『このあいだ感激したのは、「一〇〇万回生きたねこ」っていうの』

〈ああ、わたしも好き。どこに感じたの?〉

『うーん。なんか、とらねこが白いねこの前では「百万回死んだんだぞ!」っていばらなくて、よくなったところとか、いばれなくなったのかな? (沈黙) いばらないことに決めたときの気持ちとか。やっと、「いた」っていう』

〈あぁ「いた」んだね。やっと、だね〉

『…… (沈黙) ……。あと、誰のネコでもなくなったところ。だけど、だから、自分から白いねこのものになれたんだと思う』

〈あぁ、そうだねえ。「も」だね〉――⑤

『うん』

A子はその後、数回の面接で、ファンタジーの話を楽しそうにしてくれた。とくにルイスの『ナルニア国ものがたり』が好きで、そのなかのケンタウロスという上半身が人間で下半身が馬の生き物がお気に入りだった。また、時間じゅう絵を描いて、クレヨンを塗り込めるのに一生懸命であったり――⑥、全体をパステル調にうっすらと描いたりした。わたくしは、わたくしたち人間のなかに太古からそこはかとなく流れている時間が、ふたりのあいだで重なりあっている、そんな感触をもちながら耳を傾け、いっしょにいた。

セッション9――同年八月

〈小さい頃、どんな子だったの？〉――⑦

『うーん。うちのなかで紙芝居つくったり、でも外で遊ぶのも嫌いじゃなかった』

〈うん。小さな頃からお話つくるの好きだったんだね。それは、あなたの資質がその世界に向いてるっていうことだと思うなぁ。だから、ファンタジーの世界とつながりながらずっとやっていくといいよぉ〉――⑧

『うん、わかる』

〈テスト問題に没頭できる能力を大切にとっておいてねぇ〉

『うん』

「やがて内的世界とつながりながら現実世界に適応する」というテーマも、A子みずからが答えを出していった。資質の発現が充分に満たされたA子の自我は、苦手な領域にもエネルギーを配分し、現実への対処に乗り出したようで、学校にも、無理はせず行ってみることにした――⑨。でも、あまりにつまらない授業のときは早引きもするし、詩や物語を書く時間はなによりも大切にし、『冬はときたま行かない日もあるかもしれない』と母親に話すことができた。そして父親との調整は、少し強くなったお母さんがしてくれた。

こうしてA子は、所属文化の「時間帯」や「時間の質」がみずからの資質にあわないことへの自己理解を得て、さらに、ファンタジーの世界に親和性のある資質にも気づき、その世界とのつながりのなかに、生きる力の源を見いだした。また、自分が頑張りたいときには頑張り、そうでないときには頑張らないという、舵とり（主体的選択）が少しずつ可能になっていった。

以上のように、「抱え」の雰囲気のなかで「三角形の構図」をつくり、自我のエネルギーを活性化して「待つ」ことが基本である。これらの視点と技法は学派を超えて有用ではないだろうか。

対話の背景にあるもの

①初回面接は来談理由を共有するのが目的である。カウンセラーのことばは、「三角形の構図」をつくるための導入と、「提供できる治療」の明示を含んでおり、クライエントの「同意」を得て「対等な関係」が成立する。医療における、「説明と同意」を旨としたインフォームドコンセントと同じ発想である。

この対等な関係においてカウンセラーは、治療の専門家ではなく、以前からの「顔みしり」の人となる。その「顔みしり」関係を大急ぎでつくるのである。そして、これを関係の基盤にし、相談事を解決するあいだは治療の専門家としてかかわり、終わったらまたもとの顔見知りの人に戻る。こうした関係のもちかたが、「袖ふりあうも他生の縁」の日本文化に馴染むと考えるのである（神田橋 一九九七年）。

欧米流の、独立と個性、社会の最小単位を表す「個人」主義的自己観とは対照的に、わが国における自我は、気心を通じあわせる具体的な他者関係の結節点として存在する。したがってその関係の崩壊が（日本的）

自我の崩壊につながる。日本のクライエントにとっては「知り合い」とか「顔なじみ」という感じが、ことのほか安心感を生み出す所以である。

② 〈質問－明確化〉を、文化汚染が少なく五感に近い「感じ」の用語で聞く。また、生理的資料がもっとも確かである。

③ からだの感覚に気づかせ、からだのリズムを自分で感じ取り、クライエントがみずから加減・調節できる方向に導く。

④ 好きこそものの上手なれ。「心地よい」「気持ちいい」ものを取り入れることで、自我が活用しうるエネルギー量を増やし、気分の高揚を図る。

⑤ いまクライエントのエネルギーが集中している場所に、テーマが隠されている。

ここでは、ファンタジーの世界に浸って「自分になる」ことがテーマであることが、A子のことばに示されている。すなわち、「何万回生まれてこようと、『誰かのねこ（父のよき娘）』であったら、生きたことにならないし、死ぬに死ねない」「『自分』になれば、自分を失わず、かつ愛する者とも溶け合える」ことをクライエントは、まだそこまで言語化しえないが、無意識では察知している。そのことを、「も」のひとことで、そっと置いている。

⑥ 対話精神療法が、クライエントの命をねじまげ行動を支配している「学習された言葉」を排除することを治療者の主たる仕事とすることは前述した。

さらにその仕事を、軽妙洒脱な趣で流れるように運ぶのである（神田橋 一九九八b）。だからたとえば、何にでも一生懸命なクライエントの姿を見守りながら、じゃれてほぐす雰囲気で、〈頑張るときと頑張らないときがあるんでしょう⁉〉とか〈一生懸命のあと疲れるときと、やったぁ！ って気持ちいいときと、ありそう？〉などと話しかけて、「頑張り」、必死さ、一途さを分化させて緩めたり、「没頭」と「必死」の違いを感じ取るセンスを育てることを試みる。

観点を変えると、このような治療の雰囲気や風情が好ましいと思える気質の人に、この治療法はあっているともいえる。そういう気質の人が軽妙洒脱なこの精神療法を目指すと、「夢からの覚醒」と思いきや「覚醒という夢」、そんな反復強迫様の人生（という幻）を、それと知りつつ、酔い、漂い、楽しみつつ、縁あって引き合ったクライエントとともに噛みしめる。そんな、そこはかとない味わいの対話者に円熟するのではないかとわたくしは感じている。

⑦ 学習成果のまだ少ない（防衛は学習である）、幼い頃の様子を聞き、なるべくそれに近い状態であることが資質にとって自然であるので、

⑧ 内的世界と切れないことが大切であると伝えている。

⑨ クライエントは、まだ少し不安気だが、ひとりで歩いてみようという気持になっている。対話精神療法

では「可愛い子には旅をさしょ」という雰囲気の、カウンセラーとクライエントの関係は続いたままの独歩実験としての中断を奨励する。その根底には、「袖ふりあうも他生の縁」という日本文化独特の人間関係に馴染む「縁あって出会った関係に別れはない」という、未練心を忍ばせた治療関係の発想がある〔神田橋 一九九七年〕。

小括

以上、本章では対話精神療法の要諦を明らかにし、わが国の文化的視点も踏まえたところから、A子の面接過程へ解釈を加えてきたが、最後に、わたくしが対話精神療法に関して得た、もうひとつの洞察を述べておきたい。

A子が詩に没頭してテストに失敗し不登校傾向を示したと聞いたとき、わたくしはエンデの『はてしない物語』〔一九七九年〕で主人公のバスチアンが、学校の屋根裏で突風にさらわれて物語のなかに入り込んでしまった、あのシーンを連想した。そしてA子の引籠りは、壊滅の危機に瀕しているA子の内側の「ファンタージエン王国」をみずからの手で救いに行くためかもしれない、と直感した。

わたくしはA子に会える日が嬉しかった。それはきっと、文学やファンタジーに心をとらえられ、たちまち虜になってしまう資質が、同質だからであろう。そしてわたくしは、人間の内側にそこはかとなく流れている混沌とした神話とも呼べるような何かが、A子のことばとして立ち現れてくる瞬間の、十分の一秒前に感じられるその「気配」【註】の察知と抱えに息を凝らしている自分に気がついた。そして「神話は、人間のなかにおいて、人間自身が知らぬまに考えだされる」ものであり、「私たちの各自が、ものごとの起こる交叉点のようなもの」（交叉点はそこで起こる出会い・事故など一切のことに対して、全く受け身に存在している）というレヴィ＝ストロース（一九七八年）のことばを連想した。

これらをわたくし流に解釈すれば、太古の昔から流れくる「真の何か」にふれるとき、何かがわたくしをつかむのであり、そのことに対してわたくしは徹底して受け身である。しかも人智を超えて与えられるそれは、五感でもことばでもとらえきることができない。だから、限りなく「そのまま」に伝えあいたいと思えば、その何かがことばになる直前に漂う「気配」を察して、「気配」を返すしかないということである。すなわち、面接中の「沈黙」のなかにすべてがあったのである。雰囲気だけが真であり、時空を越える（神田橋 一九九二年）とはこの意味か、と思い当たり、だとすればこの治療法は、その命名を裏切って、対話が最終的な目的ではないのである。そして、そこにこそわたくしの資質と感応するものがあったのだと気づき、自己知覚が濃やかになった。さらに、その気づきの瞬間に「精神療法の本質は隠れん坊だ」（土居 一九九七年）ということばを思い出して、なんだか嬉しくなった。

註

「気配」を感ずるとは特別なことではない。たとえばわれわれは「皆まで言わないで」と言って相手のことばをさえぎることがある。それは、ことばが無力になる心の領域があり、いま語りがその領域にさしかかりつつあるのだという「気配」を感じるから止めるのであろう。「人間の真実は言うに言えないところにある」のである。

謝辞

公表のご承諾を頂きましたことに厚くお礼申し上げます。A子さんとともにご自分をみつめられ、強くなられたお母様のご健闘をお祈りいたします。そして、わたくしに透明な時間をくれたクライエントのA子さんにこの一文を捧げ、幸せを祈ります。ありがとうございました。

初出

井上信子〔二〇〇〇年〕「対話精神療法のカウンセリング・教育相談への応用――学派を越えて有用な理論と技法」『日本女子大学人間社会学部紀要』10, 167-177.

引用文献

Ende, M., 1979.『はてしない物語』〔上田真而子・佐藤真理子訳 一九八二年〕岩波書店
土居健郎〔一九九七年〕『「甘え」理論と精神分析療法』金剛出版
神田橋條治〔一九八九年〕「精神療法――神経症」『異常心理学講座 九 治療学』みすず書房

神田橋條治（一九九〇年）『精神療法面接のコツ』岩崎学術出版社
神田橋條治（一九九二年）『治療のこころ 巻二』花クリニック 神田橋研究会
神田橋條治（一九九四年）『追補 精神科診断面接のコツ』岩崎学術出版社
神田橋條治（一九九五年）『治療のこころ 巻五』花クリニック 神田橋研究会
神田橋條治（一九九七年）『対話精神療法の初心者への手引き』花クリニック 神田橋研究会
神田橋條治（一九九八年a）「精神科医が処方することば（神経症）」第九四回 日本精神神経学会 ランチョン・セミナー『精神神経学雑誌』10, 12, 1081-1085.
神田橋條治（一九九八年b）「書評 下坂幸三著『心理療法の常識』」『こころの科学』82 日本評論社
Lewis, C.S., 1950-1956.『ナルニア国ものがたり（シリーズ）』（瀬田貞二訳 一九六六年）岩波書店
Levi-Strauss, C., 1978.『神話と意味』（大橋保夫訳 一九九六年）みすず書房
三木成夫（一九九二年）『海・呼吸・古代形象――生命記憶と回想』うぶすな書院
佐野洋子（一九七七年）『一〇〇万回生きたねこ』講談社

参考文献

上田閑照・柳田聖山（一九八二年）『十牛図――自己の現象学』筑摩書房

対話 その一

ボクの技法群が、井上さんによって《対話精神療法》としてまとめられた。技法とその基底をなしている種々の前提との関連が明示されていることを見事だと感心する。しかし、ボク自身の内側に違和感もある。その違和感を見つめていて気がついた。それは、技法群が体系化されてゆくことをボクが好んでいないことである。

ボクの中には、対話精神療法なんてものは無く、「精神療法に寄与しうる対話とはどのようなものなのか」との問いと、それに答えるべく自分なりの工夫を生み出してゆく日々があるにすぎない。そして、しばしば「相手の自然治癒の過程を妨げる、有害な対話」の実例を見聞きし、それへの批判の意図が工夫の出発点となっている。つまり、ボクの技法の多くは有害な対話の実例に導かれ、いわばそれに依存して生まれている。有害な対話技法群は体系化されているはずはないので、それに導かれて生まれたボクの技法群も、体系化とは馴染まない現場の知恵である、そうありたい。多くの矛盾した文言を包含した曖昧模糊とした世界でありたい。そして、瞬間瞬間にどの断片を利用するかの取捨選択を、現場の実務家の味覚にゆだねたいと思っている。だが、或る世界を伝える方便として、体系のごとき論述は有効であり、ボクの世界を巧みにまとめてくれた井上さんに感謝すべきなのだろう。

では、ケースに移ろう。

対話精神療法の解説としてケースが用いられているので、なにか模式化されたモデルとしてのケースのように見えるが、それだけに、こどもの世界の響きに共振れしてゆく井上さんの治療のありようが、くっきりと描出されている。A子さんの資質の特異性やその挫折の経緯についての井上さんの理解、その理解にもとづく関わりと指導（井上さんの治療は、しばしば教育指導に移行する）とその効果についての考察は、すべてすんなりと納得できる。ただ一点、小学校一年生のとき絵と歌を父親に見せたときのエピソードについて、井上さんは「頑張って父親に認めてもらおう」として拒否されたという、文化のねじ曲げの心的力動に注目している。いまひとつ、父親に見せようとする際のA子の気持ち・雰囲気と父親にはねつけられたときの気持ち・雰囲気とに共振れしてもよかったかもしれない。そこには「ファンタージエン王国」壊滅の危機があり、テストの失敗を実は古傷の再出血として理解しえたかもしれない。A子の未来における対男性関係についての或る種の気配を感じとることもできただろう。

いまひとつ井上さんがさほど注目していないA子の資質がある。詩が傷つけられたことへの激怒がそれである。これは他者への思いやりに根ざす怒り、義の怒りである。この魂を保持しながら大人になってほしい。

第二章　運動力の発現を保障する
——抜毛症児との遊び療法から

抜毛症 *Trichotillomania* はアロポーにより命名された。自分の手で頭髪・眉毛・恥毛などを強迫的に抜去することにより、その部位に不完全脱毛巣を生ずる疾患で、児童・青年期に見られ、近年増加傾向を示している〔上村ら一九七八年、森岡ら 一九八四年〕。これまでの報告をまとめると、

① 性差があり、これまでは十歳代の女児に好発するという報告が圧倒的に多かった〔デルガドーら 一九六九年、小口ら 一九七六年、小片 一九八一年〕が、最近男児例が増加している〔可知ら 一九九一年〕。② 発症年齢は中学生以下であり、年齢がすすむにつれて治療が困難になる〔小片ら 一九七八年〕。③ 幼児期から爪かみ・指しゃぶり・多動などの行動がみられ、その後の発達上のある時期の葛藤状況から抜毛行動が生ずる例が多い〔小片ら 一九七八年、飯塚 一九八七年〕。④ 発症要因としては従来、心理学的要因が重視され、患児の性格傾向はおとなしく、家族関係に特徴がありとくに母子関係に愛情葛藤が認められる。さらに青年期の自立の問題、学校での不適応、受験勉強などにも発症の誘因がある〔グリーンバーグら 一九六五年、星野ら 一九九三年〕。⑤ その心理機制は力動的に説明

されうる。高石ら〔一九五九年〕は抜毛症を、環境的圧迫によるフラストレーションに伴って生じた身体内部の緊張を変換する手段のひとつであるという。バックスバウム〔一九六〇年〕は抜毛症の意味を、母親の象徴的等価物として頭髪が選ばれ、母親への対象愛が妨げられたことによる沈鬱な状態と考える。またデルガドーら〔一九六九年〕は抜毛行動を、母子間の愛情葛藤から生ずる不安をコントロールするための自己愛的な防衛手段であると論じている。

本章では、抜毛行動が家でもみられるが、とくに学校場面で運動会終了頃から症状が悪化するという特徴をもつ小学校三年生の男児例（Bくん）をとりあげる。Bくんは精神科の狭い面接室で、治療開始と同時に箱庭の砂箱による「砂遊び」を導入したところ、面接三回で抜毛および爪かみの症状が消失し、学校場面で驚くほどの成長をみせた〔本書一五一頁も参照〕。

事例の概要

クライエント

Bくん ―― 小学校三年生－男児－八歳五ヵ月（面接開始時）。初発年齢：七歳十一ヵ月。

主　訴

おもに学校で、たくさん髪の毛をむしる。

家族構成

父（会社員）、母（パート）、兄（十一歳－小学校六年生）、双子の妹（四歳－幼稚園年中）、Bくん、の六人家族。

母親による家族の性格特徴などはつぎのとおりである。父親は、多忙だが休日は子どもとよく遊んでくれる。兄は成績は中程度。言いたいことをはっきりいう自己主張明快な子で、気が強く活発な性格。生後六ヵ月で片言を話し、一歳六ヵ月頃には会話ができた。初歩はお誕生の頃。この兄は、Bくんが生まれてまもなくの頃に母方の祖父をぶつなどしたが、もともと言葉で自分の要求を表現するのが上手だったので、まもなく平静を取り戻した。双生児は、姉の方は頑固で気が強く負けず嫌い。妹はやさしくて思いやりがある。二人ともことばも歩きも普通である。Bくんの性格は、頑固で譲らないが思いやりがある、と母親は語った。

生活歴・現病歴

正常分娩で出生、周産期に問題はなかった。初歩は一歳一ヵ月、初語は三歳六ヵ月。三歳児検診のとき、Bくんが話せたのは『パパ』『ママ』『まんま』の三語であり、ことば数が少ないことを保健婦より指摘された。母親は多少ショックであったが「少ないには少ないが、時がたてばことばも覚えるだろう」と思い、保健婦から「ことばの教室」を勧められたが行かなかった。そのころ母親は、Bくんを、おもちゃひとつあてがっておけば静かに遊んでいるおとなしい子だと思っていた。

Bくんが幼稚園年少時に、下に双子が生れる。入園時の様子は、保育室にすんなり入り、むずかったり泣いたりはなかった。しかし母親の姿が見えなくなると保育室から出たり入ったりしていた。友だちと遊ぶがことばが出ないので、結局、噛みついたり蹴飛ばしたりというかかわりだった。妊娠に対しては、双子のためとてもおなかが大きく、「生まれるよ」と言うと、Bくんはおなかをさすったりしていたが、赤ちゃん返りなどの行動は見られなかった。双子が誕生すると『赤ちゃん、赤ちゃん』と言って覗きこんで、頭をなで、『抱っこしたい』と言って膝に乗せたりしていた。しかし、目を離すとちょっかいを出したり、ポーンと軽くたたいたりしていることもあった。その頃、一家は姑と同居したが、不慣れも手伝って母親は疲労困憊した。Bくんは幼稚園では友だちと親しく遊ばず、友だちに乱暴したり、ひとりでいることが多かった。幼稚園から「鼻ほり」行動が頻繁にみられた。

小学校入学は、母親に手をひかれながら、ごく普通の様子であった。しかし、言葉での表現力がなく、友だちとのかかわりは、たたいてみたりという行動による表現だった。抜毛症状・爪かみは、小学二年生の秋頃から始まった。母親はとくにこの時期の前後に何かがあったという覚えがない。ただ、ちょうど一年前の同じ時期に母親が、姑との軋轢に耐えかねて、子どもたち全員を置いてひと月家を出たことがあった。しかし、そのことが発症と関係するか否かは、はっきりしない。Bくんは主に教室で椅子に座って髪の毛をむしることにふけり、ときに痒みのため頭をかくので机の上が毛とフケで真っ白になる。また、やらねばならない課題ができなかったり、つまったりすると極端に激しくむしる。また、いつもボーッとして授業についていけない。さらに、ことばでうまく自分の意志を伝えられないので、口で言わずにすぐ手をだした。また、授業中に立ち歩いて級友をぶつ・蹴るの行動がみられた。家でも双子の妹たちを叩いて叱られるなど、対人関係全般に支障をきたしていた。(以上、母親より)

来談経過

母親によれば、担任教諭から何度か学校に呼び出されて、Bくんの行動について指摘をうけた。だがBくんの行動に変化がみられなかったので、担任からさらに、児童相談所を勧められた。そこで母親は相談所に電話したが「いい感じがしなかった」ので行くのをやめていた。すると再度担任から、Bくんを病院へ連れて行くように言われ、某病院の小児科を受診した。そこから紹介されて数日後に、わたくしが非常勤で勤務していた精神科クリニックを受診することになった。

臨床像

Bくんは頭頂と側頭に不完全脱毛巣ができたため、坊主刈りにされていた。小柄で茶目っ気があり、文字通り「いたずら坊主」という印象であった。

見立て

本症例での援助においてわたくしは、Bくんの出してくる「行動優位」の雰囲気に添って動きつつ、見立てを作りだしていこうとした。その動きが同時に治療作業にもなっていたという結果となった。

面接経過

X年二月

看護師が母子のインテーク面接を行った。面接中Bくんは、箱庭の玩具棚をずっと眺めるが、手にとらなかった。この時、髪むしりがみられた。同日、男性医師が診察して小児神経症（抜毛症）と診断し、投薬なしでカウンセリングだけの治療と決まった。そしてBくんが、クリニックで遊ぶ相手として女性の治療者を希望したのでわたくしの担当と決まった。面接内容はわたくしに一任されたが、わたくしは担当ケースに空きがなく四月まで待っていただいた。この間に年度が新しくなりBくんの担任教師がかわっている。

四月より、隔週、一回五〇分で面接を開始したが、わたくしには母親の不安が予想以上に大きいと思えたので、毎回Bくんの面接終了後に、待合室で母親と五分ほど話をすることにした。そばでBくんがわたくしと母親の話が終わるのを待っていたので、話の内容は、間接的にBくんの治療にもなるように配慮した。治療期間は四ヵ月、面接は計七回行った。

以下『……』はBくんのことば、〈……〉はわたくしのことば、〔……〕はわたくしの感じたことを示す。

セッション1――X年　四月

Bくんは初対面のわたくしと、一瞬だがまっすぐに目をあわせて『よろしくお願いします』と言う。挨拶のことばは張りがありわたくしの胸にしっかり届いた。さらにBくんは人をひきつけるものを豊かに持っている子どもであると感じ、わたくしは〔治療は大丈夫〕と直感した。

Bくんはずっとうつむいてはにかみながら頭をかかえたり、椅子を半回転させたりする。そこでその行動をわたくしが逐一真似すると、嬉しそうに照れ笑いをする。そこでわたくしは〈Bくん、髪の毛ひっぱって抜いちゃうの？　それでね、お母さんが心配されてね、ここに連れてきてくれたんだよ〉と、Bくんがクリニックに連れて来られた意味を話す。Bくんは一言も発しない。〈絵かくの好き？〉と聞いても無言である。

そこで箱庭をすすめてみる。すると、玩具棚の前に立ち六分ほど迷ったすえ、水色のヨットを初めて手にとった。そのまましゃがんで車を見つめたり、考えこんだりしている。このとき、鼻をほじる→まるめる→爪を噛むという一連の行動が繰り返し見られる。そしてヨットを手に持ったままわたくしの方を振り向き照れて笑う。〈気にいった？〉『うん』〈じゃ、置いてみない？〉『うん』、だがヨットは砂箱の外に置いて、一本指で砂をほじる。それが三本指になり、手の平、両手になって砂を大胆にひっかくように動かす。つぎに手の甲を使ってぐっと砂を押しやり、大きな水色の面積をつくる。真剣になる。砂をはたいたり、ぐっと正面の箱の枠に向かって押し出すが、手の勢いが余って砂が箱の外に飛び出す。だんだん力強くなり手の平をべったり底につける。眉間と首筋に力が入る。途中、チラッとわたくしを見て照れて笑う。箱の枠に乗った細い砂をきれいに寄せる。時間になったとき、枠の砂とテーブルに飛び出した砂を箱の中に戻す。

わたくしは砂遊びのあいだ無言である。そして表情では砂が箱の外に飛び散っているので〈困ったな〉、しかし雰囲気では「うん、いいよ」を伝えながらそばにいる。このときわたくしは、いま砂箱の枠の外に砂がこぼれて面接室を汚しても、自由に好きなように振る舞うことがBくんにとって、とても重要だと感じ、そのまま見守ることにした。

そしてBくんは描画を拒否しているので可哀相だが、帰り際に〈実のなる木を一本描いてきてね。気がむいたらでいいよ〉とことばを添えつつ、樹木画のために画用紙（A4判）と鉛筆（2B）と消しゴムをわたした。これは、症状と臨床像に落差があり、わたくしが病理を見落としている可能性が気にかかったからである。また、面接の場で描画できなくても、家で描くことができれば、それにより症状と臨床像の落差の中身を早いうちに確かめられるのではないか、と判断したからである。

母親は精神科受診ということで不安が高い様子である。そこでわたくしは母親に、Bくんは力のある子どもだがその力は学校場面で生かされにくい質のものであること、また症状はBくんの対処行動であるということ、すなわち症状で気持のこだわりを表現できるのはBくんのこころの健康さ（強さ）がなせる技であると話した。そしてこのこころの強い部分は、Bくんが小さい頃にお母さんが育てた力であることを、〈下に双子ちゃんがいたのに、よくなさいましたねえー〉と感嘆して伝えた。でも、Bくんは三歳で母親の手を妹たちにとられてしまい、まだ甘えたかった時期が抜けてしまったようなので、その時期を埋める必要がある。つまりBくんとお母さんが「育ち直り」することがカウンセリングのテーマで、それをわたくしがお手伝いすることを伝えた。そして樹木画の実施手順を説明し、〈強制しないで、遊びがてらチャンスがあったらしてみて下さい〉とお願いした。

セッション2 —— 同年 四月

待合室へ迎えに行き、Bくんの両肩に手をおき、連結汽車のように面接室に入る（これは最終回まで同様）。

Bくんの『こんにちわ』は明るくハキハキしている。〈これ（箱庭）やる？〉『うぅん』と言ったままテーブルの天板の保護フィルムの端（剝がれて少しめくれている）をうつむいたままいじっている。〈これ、破いてとっちゃおうか!?〉『うん!!』Bくんの瞳が爛々と輝き、ふたりでビリビリ大きな音をたててひんむくという感じである。Bくんは喉を鳴らしながら両手で破いて『二連発！』。よだれをたらさんばかりで、かなり剝がれると『はげ山じゃん』と好奇心で顔が輝き、椅子から飛び上がりそうになる。

すべて剝がし終えて、〈これからどうする？　やるかい？〉『うん！』、すぐに砂に没頭する。手前を海にして、青い底を何度も何度も強く掌でこする。また砂をおいて左右の箱の枠から飛び出すほど手で強く砂をはたく。砂箱の枠を越えて砂がテーブルにかなりこぼれる。今度はその砂を少し床にこぼしてはニヤニヤして、チラッとわたくしを見る。だんだん大胆になり、次には床に落とした砂を足でふんづける→回転椅子でこすって模様にする→蹴って広げる。砂箱に戻ったかと思うと今度は砂を空中散布。

最後に、前回の宿題だった樹木画をわたしてくれる。開放幹は成人の場合分裂病が疑われるが、この場合は一線枝、実の空間倒置とともに発達年齢的なものとわたくしは考えた。そしてわたくしがとくに注目したのは、根が弱々しく、幹の内側が空洞に感じられること、そして幹がくねくねと曲がってエネルギーの停滞が見られるところである。これらから、わたくしが当初思っていたより、基本的安定感が脆弱で受容による快刺激の蓄積が足りないこと、それでも伸びようとする自我がなぜか阻まれ、自我発達が遅滞している程度が大きいことが考えられた。Bくんのあの、人をひきつける愛嬌はもともとの資質かもしれないが、少ない甘えの機会を最大限に親から引き出すための自我の対処行動かもしれないと思い、胸が痛んだ。そしてわたくしは、どちらかというとBくんの明るい面・健康な面に注意が向きがちな、みずからの傾向を戒め、慎重を期すことにした。

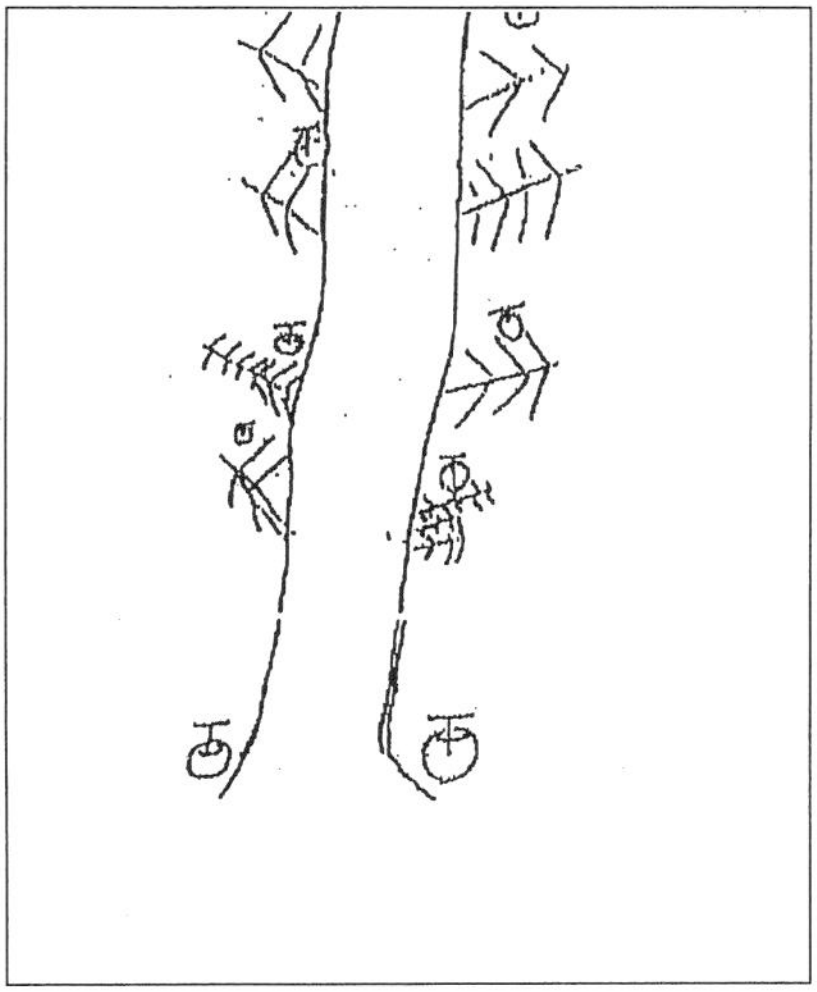

樹木画

面接終了後、樹木画を見てわたくしのなかに起こってきた印象として、母親に、幹の上が開いていて、全体として寂しそうな感じを受けることを伝える。そして、Bくんを赤ん坊と思ってスキンシップをたくさん与え、乱暴を叱らずに、乱暴してしまうBくんの気持を抱っこして聞いて下さるようお願いする。また担任教師に、Bくんはいま「育ち直り」だということ、そのために、教室での乱暴と抜毛行動をできるかぎり許容して頂くよう、母親を通してお願いする。

セッション3 —— 同年 五月

母親の勘違いで二〇分遅刻をしてくる。だがBくんはクリニックのドアを入るなりニコニコ、会心の笑みである。挨拶は語尾にぐっと力が入っている。

〈何しよっか？ やる？〉『うぅん』〈遅刻してきたから、今日ねぇ、時間短いよぅ〉と時計をふたりで見る。そのまま向き合って、Bくんが首をすぼめたり指でテーブルにいたずらする仕草を、わたくしが真似る。Bくんは我慢してまじめくさった顔をしようとするが、吹き出して四回ほどふたりで大笑いする。

〈あれ、やる？〉『うん』、ぎゅっと砂をつかむ。円を描く。砂箱の枠にずっと砂をのせていき、テーブルから床に落とす。床の砂を両手で壁に飛ばして押しやり、両手ですくってテーブルに戻す。チラッとわたくしを見て、また床に落とす。そしてそれを繰り返す。

わたくしは母親の話を聴き、〈Bくんはいま幼児期まで育ってきました〉と伝えた。

セッション4 —— 同年 五月

Bくん、双子の妹、母親の四人で来院。『こんにちわ』はしっかりしてかつ大きい。

〈今日、お砂やる？〉『やる！』と意志表示明快。早速とりかかり二の腕まで砂に埋めて、砂のしっくりした感触を確めているようだ。つぎに自分のからだの前面に砂をドッとかけて落とす。床に落ちた砂をつかみ玩具箱の方へ手と両足で放り投げる。すっくと胸を張って玩具棚に対峙し、卵を手にとってうれしそうにする。黄色のヨットを取り出して箱の右端に置くが、最後には船の中に砂を入れて全部埋める。

母親は、担任がBくんが教室で少しいい状態であることを知らせてくれる、Bくんの長所を認めてくれる、と安堵する。わたくしは母親に〈Bくんはいま四歳くらいに成長してきました〉と伝えた。

わたくしはクライエントの発達段階の見当をつけるのに、エリクソン（一九五〇年）の発達理論を手がかりにしている。彼は幼児期を二段階に分け、二-三歳頃の特徴を身体的探索、四-六歳頃の特徴を概念的探索としている。セッション3でのBくんは、いたずらのあとひたすら砂を飛ばす・落とすを繰り返して、からだでその独自性を試していた。それがセッション4になると、玩具棚に向かって船を選び、それを砂のなかにすべて埋めて、概念形成の前段階であるイメージ・象徴化のはたらきが初めて出てきたと感じた。そこで、Bくんが確実に発達段階を上り「育ち直し」をしている様子を、母親に短いことばで伝えたのである。

セッション5 —— 同年 六月

挨拶は、照れながらも堂々とした声と態度である。

〈あれ、やる?〉『うん!』、強く、しっかりした返事が返ってきた。二の腕まで砂に埋める。島が出現してどんどん大きくなる。頭をかきかき玩具棚のほうへ行き、車を手にとり箱の中に置く。『俺いつも車の絵かいてるから』と言う。初めて、文章になったことばがでてきた。そう話しながら、テーブルにこぼれた砂を集めて箱の中に戻す。車を走らせるために山と道を作る。だが、車はそこを通らずに道なき所をでこぼこしつつ走る。その後、車は道を少し走り山に登って埋められる。

母親は、家でBくんが甘えるようになってきたこと、妹たちにもやさしくできる時がでてきたことを伝えてくれる。わたくしは本人が本来もっている力を引き出すだけで、何かを足すことも引くこともできない。だから、その変化はBくんにもともとある力が膨らんできたのだ、という意味を伝えた。

セッション6――同年 六月

〈お砂やる?〉『いやだ』、ふたりでテーブルを挾んで「にらめっこ」をする。それからしばらく、やる↕やらないの駆け引きを楽しんで（わたくしはこのやりとりを〈恋人どうしのよう〉と思う）、結局、砂遊びをやることになる。Bくんは、玩具棚の卵が気になってしばらくさわっている。ムカデとヘビを持ち上げて、クックックッと笑う。小さな籠に入ったビー玉を持ってきて山をつくり埋めていく。『どんどん取って』と言いながらおはじきも棚から運んできて、いっしょに埋める。『砂が飛ぶんだ』と言いながら、埋めたビー玉の上の砂を息で飛ばして、『でた』『あっ、またうまっちゃった』『深く掘るぞ』『またあった』『またあった』。掘り出した大きな玉は『これは隠しとく』。ビー玉とおはじきを籠に全部いれて籠ごと埋める。それからまた掘り出して、今度はわたくしのほうへポイポイ投げる。『飛べ!』と言いながらわたくしに砂をドドッとかける。わたくしは〈こらーッ〉と叱りつつ、いくぶん楽しげに体をくねらせて飛んでくる砂をよける。Bくんはクーッと喉をならして喜ぶ。

わたくしはBくんに逞しい成長力を感じて、面接終了後、母親に症状について訊く。すると面接三回目で抜毛・爪かみの症状が消失していたことが分かる。だが、Bくんがカウンセリングに行きたいと思っていること、まだことばで意志がうまく伝えられないことを理由に、母親は面接の継続を希望した。わたくしは、母親がBくんの社会性の発達を考慮して入れた集団活動（異年齢集団でキャンプなどの野外活動をする）への参加を、面接よりも重視してほしい旨を母親に伝えたうえで、一応予約を受けた。その後、キャンプとその準備のために三回続いてキャンセルになった。しかしそのたびに母親は必ず予約を入れた。

セッション7――同年 八月

Bくんはすっかり男の子らしく逞しくなって再来した。わたくしはBくんに抜毛消失後の面接の意味を話す。すると『やるっきゃない!』と言い、全身で現実対決の姿勢を表わす。「自分でやる」という意思表示である。

そこであとは母親の不安を受け止める必要を感じ、残り三〇分を母親面接に当てる(以下、地の文は母親の発言および行動、〈……〉はわたくしのことば)。

小学校二年生までの学級担任は「自分にあわない子は良い子じゃない」という人で、再三、学校に呼び出された。そして「Bくんへの愛情やスキンシップが足りない」とさんざん言われ、ピリピリしていた。いまの担任はざっくばらん。伸び伸びとさせてくれて、女の子をぶったりしても見て見ぬふりをしてくれる。救われている。母親としては自分で納得できる分はした(やれるだけはやった、の意)。はにかみ、恥ずかしがりだったのが、ここに来るようになってから素直に甘えてくるようになった。乱暴だが言いたいこともはっきり言うようになった。

抜毛症は前の担任の「枠はめ」のストレスでしょう。いま理科で、花を咲かせるのが好きになってきている。驚いたのは、前は机に座っていても落ち着かずキョロキョロして参観日が嫌だったのに、いまはきちんと座って授業聞いてる。でもBは習いごと(計算ドリルなどを段階を追ってさせる塾のような所)に嫌気がさしてるのに親のエゴでさせてる。(母親の)手が先にでるし。

〈Bくんは、お母さんが自分のことを心配してることがわかってますよー〉と伝えると、涙される。手をかけてやるときにやれなくて。かわいそうなことをした。犠牲にしてしまった。だからいつまでも赤ちゃん。離れられない。上がいて下がいて、しょうがなかった。〈うん〉（涙ぐまれる）〈お母さんが大変なのもわかってて、頑張っていい子してたかなあと……〉あ、あ、あぁ。〈……で、ふたりで育ち直しをされたかな〉あぁ、えぇ、えぇ。〈で、ね、……Bくんはもう自分の意志をはっきり言いますから、面接の希望の有無を聞いてお電話いただけると……〉あ、はい。

二日後「Bくんが『行かなくていい』と言っている」という連絡があり、一応の終結とした。

二年後、Bくんの成長過程を将来的に論文公表したいとお願いをするためお電話したところご快諾を頂き、さらに母親は、Bくんのその後をつぎのように話された。

Bは伸び伸びとして少し大人になり、自分の意志をことばで表現できるようになった。全般的に授業や友人関係はよいが、ときに学校で自分の好きではない課題を強制されると集中しにくい場合があり、そのようなときは母親が担任と相談しながら家で課題の達成を補っている。ただ毎年、運動会終了後にイライラした感じになり落ち着きをなくす時期がある。しかし、抜毛・爪かみいずれも再発していない。

さらに母親は「前の担任からスキンシップの重要性を学んだ」と語った。

考察

心理機制

本章で紹介したBくんは、面接初回からわたくしと目があい、挨拶もしっかりでき、ことば以外の情緒的交流が豊かであったことから、自閉性障害の可能性はないと思われる。また、もじもじしたり教室で席を立ったり、課題への綿密な注意欠如・注意の持続困難などの一見ADHD的現象 *Attention-Deficit / Hyperactivity Disorder*（注意欠陥／多動性障害〔DSM-Ⅳ〕）が認められるが、その程度は障害とはいいがたいものであり、わたくしはそれらいずれもが「ことばの遅れによる意志疎通の不備が引き起こした二次的行動」と捉えて、ことばの獲得と同時にどれも一応の解決をみると考える。

またここでは抜毛行動が家庭でも生じているが、とくに学校場面で、かつ運動会が終了して授業が主となるころに悪化するという特徴があった。この特徴と成育史の観点から、Bくんの抜毛症の起こりには、母子の愛情葛藤の問題と、言語中心の学校生活のなかで「運動優位」のBくんの資質が発現する機会が奪われているという問題、その両方が関連していると考える。

運動優位の資質

わたくしはここで運動優位ということばを、「個人において運動的資質の開花が言語や感覚などの他の資質に比して顕著に目立つ特徴である」という意味で用いている。

また、このように治療プランの第一段階でその個体は運動系と感覚系と言語系のいずれに優位があるかという仮定で治療計画をつくっていくことは、臨床的に的確な操作につながるという経験から導きだされた仮説である。この作業仮説をもつことを正当化するのは科学的真実であるというよりも、そのようにすると治療者のなかに臨床的に様々な発想が生産されるという、いわば実り多いメタ心理学になるという事実である〔神田橋 一九××年〕。

「いい子」の枠

そしてわたくしはBくんの抜毛症状に関する心理機制を以下のように考えている。

まず、母親はBくんが三歳のときに出産した双子の妹の養育で精一杯であったと思われ、さらにそこへ姑との不慣れな同居という環境がつけ加わり、母親にはBくんを顧みる余裕がなかったものと思われる。このことは、Bくんからみれば母親の愛を失ったと感じられたであろう。本来、配慮あるかかわりのもてる母親であっても、環境が多難であると、その圧力に抵抗するのに必死で、もてる資質を発揮できずに力尽きてしまうことがある。Bくんはその危機的状況に際して、幼児期には「鼻ほじり」という自己刺激行動で対処していた。そして、幼稚園で友だちをぶつことはあったが、それ以外は母親に世話をかけずに生活してきた。だがこのことによってBくんは、無理に自分を「いい子」の枠に押し込んでいたように思われる。

「手」をとおして

つぎに成育史的にみるとBくんは、初歩月齢が十三ヵ月でほぼ平均であるのに対し初語は四十二ヵ月で、言語の発達がゆるやかであるという特徴がある。人の精神活動の外部への表出は、筋肉運動と自律神経系の変化と言語内容とを介して行われるが、Ｂくんの場合は、言葉が遅れていたわりには行動が活発であったので行動優位になったことが考えられる。わけても、早期から乱暴ではあったが「手」による他児とのかかわりが著しかった。

そうした「運動優位」のＢくんにとって小学校入学は、さらなる心理的負担を意味する出来事であった。いうまでもなく、現代の学校教育は「知育重視の」一斉授業だからである。運動会まではその練習もあってＢくんの資質を発揮する機会が多かった。しかし終了後Ｂくんは、発達の遅れたことばを中心とする授業のため、長時間静かに着席していなければならない状況になった。

これは、「手がはたらきかける外界を奪われた状況」と言い換えられる。そこでしかたなくその「手」は、級友への乱暴というかたちで使われるので、担任の叱責→Ｂくんの症状の悪化→担任のＢくんに対する陰性感情→ますますの叱責という悪循環が形成され、行き場を失ったＢくんの「手」は、みずからへのはたらきかけ、すなわち抜毛行動にふけるという心理的環境がつくられたと言えよう。


これらよりわたくしは、Ｂくんの抜毛行動にはつぎのふたつの意味があると考える。

ひとつには、学校場面での行動制限のために、はたらきかける外界を奪われた「手」が、みずからの身体を外界として使ったという意味である。ふたつには、母親からスキンシップがなかなかもらえないために、毛を抜くことで得られる快刺激を求めるのに「手」を使ったという意味である。

快刺激を求めるための行動と考えるのは、抜毛症の患者に抜毛しているときの感じを問うと「気持ちがいい」と答え、ときに恍惚の雰囲気で長時間毛を抜くことに耽溺する様子が観察されること。そしてＢくんの抜毛行動に関しても、観察している母親の「むしることにふけっている」という表現があり、さらに、Ｂくんが苦痛であるという印象を母親が受けていないことからである。抜毛症の患者に念のため、気持ちがいいのは抜くほうの手と抜かれるほうの頭皮のどちらか、と訊くと、「頭皮」という答えが返ってくる。つまり抜毛行動の最中、患者の「自己」の感覚は頭皮のほうにあるのである。

以上よりわたくしは、Bくんの抜毛行動は一見、自虐的攻撃行動に見えるが、実は、求めて得られない愛撫をみずから与えているのだと解釈して、自慰的行動と考える。そしてそのとき「頭皮」は刺激を受ける側の自己を代表し、「手」は自己の一部でありながら母親の代理をつとめていると考えるのである。

「重要な他者たち」の変化と影響

Bくんの症状の早期改善には、彼にとって意味ある存在である母親の変容、および担任教師の交替が影響していると思われるのでそれについて述べておく。

担任の理解と許容

まず担任教師に言及すると、Bくんの治療開始に先だって担任が交替している。母親によると新旧担任のBくんへの対応は以下のように異なる。旧担任は、一言でいうとBくんと「肌があわない」。クラスのみんなの前でBくんを叱り、言い聞かせて、授業などでみんなについてくるように急がせた。それでも従わないと放っておいた。

他方、新担任は一言でいうとBくんと「肌があう」。この先生も怖い先生で、怒るとBくんに対して旧担任と同じ扱いをした。しかし新担任は「男の子が好きなのよ」と言って、比較的精神年齢が幼いBくんに、小さな子をかわいがるように接した。さらにこの教師は、わたくしがセッション2で母親に託したお願いに敏速に対応している。すなわち「育ち直り」であることの理解と、抜毛行動と乱暴への許容を要請したことに応答して、Bくんを無理に急がせて一斉授業にのせようとせず、その行動を見て見ぬふりをしたのである。

なお、Bくん本人の新／旧担任への態度の違いも気になるところだが、Bくんはほとんど自己主張ができなかったためいずれも明らかではない。だが母親によれば、Bくんはずっと暗くて表情がなかった。つまり、担任の交替という事態だけでBくんの態度が変わったわけではない。しかし、担任のかかわりが、理解を基盤にもつ受容へと変化することによって、Bくんは学校場面でストレスを感じないですむようになり楽になったといえる。

母親の受容

つぎに、母親のBくんへのかかわりの変化と、治癒に与えた影響について考える。

二年後に公表にあたって連絡をとったところ、母親は次のように語られた。

「先生（カウンセラー）にスキンシップのことを言われたとき（セッション1）にハッと気づいた。双子ができて大変だった。Bはことばが少しで、おとなしかったから、おもちゃひとつ与えておけばずっと静かにひとりで遊んでいた。手抜きをした。それが大きくなったとき自己主張できないこととつながってると気づいた。先生（カウンセラー）に言われたように接したら（Bくんの）表情が明るくなって、うれしい気持をからだ全部で表した。そのことを気にとめながらやっていった」。

このできごとがきっかけとなり、母親のBくんへの態度が受容的・肯定的に変化していったことがわかる。それまでのBくんは抜毛という対処行動によって現実適応するのが精一杯であった。しかし、母親に受容されてスキンシップを得ることができたので、Bくんは快刺激を受ける側として頭皮を、刺激する側として手を代表させる必要がなくなり、「からだ全部」の自己感覚を取り戻し、それが抜毛行動消失の大きな要因ではないかと思われる。

母親の自己肯定

しかしここで、ひとつの問いが浮かんでくる。それは、旧担任とわたくしは同様の指摘（愛情と接触の不足）をしているのに、母親は旧担任のことばは受け入れず、わたくしのことばには耳を傾けた。この違いの背景にあるのは何か、という問いである。それについて母親は二年後にこう語っている。「上の子に目配りが必要であるということは、Bが生まれたころ兄が祖父をぶつなどしたときに、実母から言われていた。つぎに担任にも言われた。そして先生（カウンセラー）から言われたときに、ハッと（Bへの子育ての）手抜きに気づいた」。これよりまず、このテーマを母親に指摘したのはわたくしが三人目であり、母親自身のなかにすでにこのテーマを受け止める準備ができていたのではないかと考えられる。

また、この指摘が母親に届いた、とわたくし自身が直感したのは、同じセッション1でわたくしが母親に〈症状で気持のこだわりを表現できるのはBくんのこころの健康さ、強さです。これはBくんが小さい頃にお母さんが育んだものです。下に双子ちゃんがいたのに、よくなさいましたねぇー〉と、感嘆して伝えた瞬間である。

母親は自分の子育てが失敗したのではないかと不安で混乱しつつあった。そこで、わたくしは母親の子育ての成功部分に光をあてながら、成功部分と失敗部分（成長のテーマになる部分）を明示することで、混乱を切り分け収めていくはたらきかけを母親にした。このとき、光のあてかたに半ば無意識的な工夫があった。わたくしは母親を賞賛するのではなく感嘆したのである。なぜなら「賞賛」は、褒める者と褒められる者のあいだに上下関係をもたらし、褒められた側が賞賛を受け入れても微妙に「押しつけ」の感じが残ると考えるからである。他方「感嘆」は、その瞬間その場において、感嘆された者が上位になり、さらに「人を感嘆させるほどの自分なのだ」という感じを経験し、新たな自己の可能性発見や自己価値の高揚につながると考えるからである〔本書第八章参照〕。

母親はその瞬間のことを二年後にこう語っている。「自分もカウンセリングを受けたようで、自分の気が楽になって開き直った。励まされながら前向きにやっていこう。なるようにしかならないなら、先生〔カウンセラー〕の言うようにやってみよう。やってできなかったらしかたがない。もともとあまり考え込むほうではない。そしてここまでやってこれた。自分も少し大きくなったように思う。そして子どもがつまずくと教えている。時期がきたらできるようになるよってと」。

わたくしと母親の接触時間は、面接最終回だけが三〇分で、それ以外は、Bくんの面接終了後五分足らずの立ち話であった。にもかかわらず母親は、第一回目の面接で問題の本質をつかんでいる。しかもここで最も大切なことは、母親が「開き直った」ことである。開き直りとは自己受容である。ここで母親のなかに「たとえBの子育てが手抜きであっても、あのときはあれ以上できなかった、自分なりにはとにかくやった」という自己肯定がおこっている。同時に、過去という時間の肯定もおこっている。そのとき、過去が「過去」として位置づけられ「いま」との区切りがついて、現状の認識がなされ、そこから将来に向けての前進が始まったのであろう。

以上から、わたくしの母親に対するかかわりが治療的に働いた可能性があると考えられる。

重要な他者たちのコーディネイト

子を守る母親が、まず守られねばならない。またわたくしは「治療するのはクライエントの自己治癒力と、彼をとりまく重要な他者たちである」という考えから、クライエントをとり囲む環境を調整するコーディネーターとしての役割をとることを重視している。Bくんの場合、問題を捉えることに優れた母親と、努力を惜しまない担任教師の協力に支えられて、早期に環境全体がBくんにとって受容的・肯定的であるように調整できたことが、彼の症状の改善を促進したと思われる。

ちなみに父親は、仕事場が離れている関係で、姑と同居時はほとんど帰宅できなかった。それでも母親が頼めば、子どもと話し、遊んでくれる父親であったが、仕事の疲労もあり、Bくんの治療への配慮までは難しかった。したがってBくんの家庭は、ほぼ母子家庭のような状態であったことが母親より語られている。

「砂遊び」のもつ意味

Bくんの神経パターンは「運動優位」と推測され、さらに母親のスキンシップの不足が関係しているのであるから、治療方針としては、手を動かすことがそのまま人のからだに触れるような体験が最適である。砂に触れることは人の身体に触れることと考えられ、その感触も相まって適度の退行を促進するとされ（山中一九七九年）、そのため「砂遊び」はBくんに有効な方略であったと考えられよう。

治療経過を振り返ってみると、セッション1で砂を枠からはみださせ、終了時に戻している。セッション2では、テーブルの保護フィルムを破りに破き、砂を床に落としてふんづける→蹴る→手にとって空中散布し、まさにBくんの運動能力が豊かに発揮されている。さらにセッション3では実にいい笑顔で現れて、砂を壁にぶつけ、セッション4では二の腕まで砂に埋めて感触を確かめ、つぎに自分の体に砂をドッとかけ、セッション5では島が出現し、文章になったことばを初めて語り、山と道をつくり、車を走らせている。そしてテーブルにこぼれた砂を箱にもどしている。セッション6では、なにかの誕生を暗示する卵が気になって手にとり、ムカデやヘビに興味を示し、たくさんことばを発しながら、ビー玉やおはじきによる宝もの発掘のイメージが展開されている。そして最後には、『飛べ！』と叫んで、わたくしに向けて砂をドッとかけて、喉を鳴らして喜んでいる。

手を動かして何かするのが自然な神経パターンであるBくんにとって、この一連の砂遊びはまさに自己実現の世界であり、この世界を展開することによって自我が強められてきている様子がわかる。

自信がもてずにただ適応だけで生きていたBくんだったが、セッション1でコントロールをはみだす行動とそれを修復する行動が両方出現し、その後は前者の「はみだす」力が躍動しつづけた。そして、セッション5で今度は、その「はみだす」力をみずからコントロールあるいは修復しえたと思われる。そしてこの過程で、砂が砂箱の枠を越えて「はみだす」ことは、Bくんが「いい子」の枠を守ろうとしたが、守り切れず、症状ではみだしていた、ということを象徴的に表現していると考えられる。

すなわち、運動優位のBくんにとって「手」を動かすことは、それが乱暴であっても能力の発揮なのである。したがってその能力が受容されるとき、Bくんは「ありのまま」でいることが可能になり、「いい子」にする必要が失せて枠がくずれたのであろう。そのいいコンディションを保っているあいだに自己治癒力が発現され、自己刺激行動から解放されて治癒したと思われる〔神田橋 一九九一年〕。

それればかりか、Bくんの真骨頂であるところの「手」を思う存分に動かすことにともなって、イメージが膨らみ、Bくんの個体内においてより劣位であると考えられる言語も豊さを増してきている。自我は本来の素質を伸ばす機会が与えられると、個体内におけるより劣位の資質への補完作業にまでエネルギーを配分する余裕ができるようになると考えられる。すなわち、面接室での砂遊びに始まって家庭や教室での乱暴や抜毛行動の許容、キャンプなどでBくんの運動優位の資質の発現が保障されたことで、Bくんの症状が急速に改善されただけでなく、ことばによる自己主張、授業中の集中などを含めた、驚くほどの成長を可能にしたと考えられる。

『やるっきゃない』というBくんの最後のことば〔セッション7〕は実に核心をついている。まさに「Do!」なのである。このことばは、エリクソン〔一九五〇年〕のいう児童期の発達課題「生産性」にむけてBくんの能力が溢れだしたことを表している。児童期は、子どもが劣等感に苛まれていない限り、子どもたちの潜在能力がぐんぐん伸びる時期である。そして遊びに、運動に、勉強に、と、からだ全部を使って課題にぶつかり、そのたびに達成の喜びが湧き上がり、そういう瞬間瞬間を十全に生きて自己の生産性を確認する時期である。

「樹木画」の意味

最後にわたくしの、投影的な心理テストに関する考え方を述べる。

Bくんに樹木画を持ち帰ってもらい、遊びのなかで描いてもらった理由は、第一に、面接中、描画への誘いに乗らなかったBくんに無理をさせないこと、第二に、しかし、テストから厳密なデータを得ることを多少犠牲にしても、治療上の責任もあり、早期に症状と臨床像の落差の中身を把握したいと考えたこと、第三に、樹木画を少し深い意識下でのカウンセラー‐クライエントのルートを拓くものとも考え、Bくんのなかに流れている雰囲気をわたくしが感じることで、その思いに添ってコミュニケーションレベルの多様化が図れるとよい、と考えたこと、第四に、樹木画を、カウンセラー‐クライエント関係を家にまで持って帰ることができる道具として活用したいと思った、という意味があった。

この過程での「樹木画」は、検査のかたちをとってはいるものの検査の条件を満たしていないため、おおむねそれは、クライエントが家で何か一枚絵を描いてきてくれるのと同様のものである。だがそこに、落差の理解になるようなサインがなにか得られればと考え、またカウンセラー‐クライエント関係を家での遊びのなかで維持するという狙いがあった。したがって純粋なテストではないので、その結果は、わたくしのうけた「印象」として母親に伝えた。

小括

治療経過をまとめると、Bくんの見かけ上の攻撃性を、面接室のみならず、Bくんを取り巻く家庭・学校の環境全体で受容できたことによって、Bくんの「資質」の発現を促すことが可能となった。そしてそのことが、Bくんの治癒および人格発達の重要な要因であった。

ただ、ひとつの反省がある。

Bくんは枠から飛び出して受け入れられ、再び枠のなかに帰ってくることで、イメージとことばの両面である種の進歩が認められている。そのことに照らして考えると、Bくんが社会的に機能できるようになった時点で、内省の世界に誘うことをしてみる可能性があったのかもしれない。すなわち、社会的にある程度、適応可能になったときに、治療体験がどのようにBくんに映っているか、影を残しているかについて問うことで、内省の不得意な子どもに内省訓練をする必要があったのかもしれない。なぜなら、不得意な内省に挑戦していく自我の余裕が得られていた可能性が考えられるからである。しかしその時点でのわたくしはBくんが『やるっきゃない』と言って飛び出して行ったプラスの面に重点を置いていたので、予後調査でもう一度枠のなかに呼び戻して話を聞くことをしなかった。

わたくしは治療および枠の考察において、枠から飛び出し、そのことでBくんの健康な部分が花開いてきたことに重点を置きすぎたが、にもかかわらずことばが増えて膨らんだということは、単なる治療の直接の結果ではなくて、抑えられていたことばの資質が花開いてきたことによる効果もまたあると考えられる。

そしてBくんの資質は「運動優位」と考えられたのだが、大脳皮質運動野が神経支配している体部位の三分の一は顔面（眼と口唇）である。主としてこの眼と口唇によって作り出される表情の動き、すなわち砂が砂箱の枠をはみ出しているときにチラッとわたくしを見る、そのときのBくんの表情の豊かな動きが、わたくしの治療実践を支えてくれたのである。このことは、Bくんの対人コミュニケーションにおける表情能力の可能性を示唆していると思われる。

謝辞

論文発表のご快諾を頂きましたことに厚くお礼申し上げます。Bくんを懸命に慈しみ、ともに成長されたお母様に敬意を表します。担任教諭のご協力にも感謝いたします。そしてこの一文を生き生きとしたクライエントのBくんに捧げ、幸せを祈ります。ありがとうございました。

初出

Inoue, N., 2000. : Treatment of Trichotillomania through Sand Play. Japan. J. Child and Adolesc. Psychiatr. vol.41, Supplement ; 38-54.

引用文献

American Psychiatric Association., 1994.『DSM-Ⅳ』〔高橋三郎・大野裕・染谷俊幸訳 一九九五年〕医学書院

Buxbaum, E., 1960 : Hair pulling and fetishism. Psychoanalytic Study of the Child., 15, 243-260.

Delgado, R.A., Mannino, F.V., 1969 : Some Observation on Trichotillomania in Childhood. Journal of Child Psychiatry., 8, 229-246.

Erikson, E.H., 1950.『幼児期と社会 1・2』〔仁科弥生訳 一九七七年〕みすず書房

Greenberg, H.R., Sarner, C.A., 1965 : Trichotillomania, symptom and syndrome., Archives of General Psychiatry., 12, 482-489.

星野仁彦・山本俊昭・加藤光三他〔一九九三年〕「トリコチロマニア〔抜毛癖〕の発症要因に関する一考察」『児童青年精神医学とその近接領域』34, 3, 225-238.

飯塚幸子〔一九八七年〕「児童期及び思春期の抜毛症（Trichotillomania）」『横浜医学』38, 6, 781-790.
井上信子〔一九九七年〕「自尊心と友人関係」『児童心理』51 金子書房.
可知佳世子・松本英夫・丹波光浩他〔一九九一年〕「抜毛症の臨床的研究」『児童青年精神医学とその近接領域』32-219-231.
神田橋條治〔一九九一年〕『発想の航跡』岩崎学術出版社
神田橋條治〔一九××年〕スーパーヴィジョンのコメント
小口徹・佐藤喜一郎・斉藤隆三〔一九七六年〕「Trichotillomania の精神医学的考察――自験例七例を中心に」『精神医学』18, 1, 43-50.
小片富美子・渡辺庸子〔一九七八年〕「抜毛癖を主症状とした神経症の一例」『臨床精神医学』7, 229-233.
小片富美子〔一九八一年〕「抜毛癖の治療的関わりの困難性に関する一考察」『臨床精神医学』10, 466-475.
森岡由紀子・灘岡嘉英・十束支朗他〔一九八四年〕「Trichotillomania の心身医学の研究――児童青年期に発症した症例について」『山形医学』2, 81-94.
高石昇・藤井久和・大海作夫他〔一九五九年〕「Trichotillomania の精神医学的研究」『皮膚』1, 122-126.
上村菊朗・森永良子・加藤諒子〔一九七八年〕「トリコチロマニア――機械的脱毛症のひとつとして」『皮膚臨床』20, 863-869.
山中康裕〔一九七九年〕「精神療法としての箱庭療法」『臨床精神医学』8, 639-648.

対話　その二

臨床家がケースを理解しようとするとき、つぎの三つの視点の間をあちこちと移動しながら推論を組み立ててゆく。

①クライエントとその周辺との関わりの様相、具体的には対人関係や生育史を観察する。このとき臨床家は客観的な観察者の機能をおこなっている。

②クライエントの身になった気分で、クライエントの体験世界に思い入れ、疑似体験を試みる。このときの臨床家はイメージ機能に専心している。

③クライエントと自分との関わりの現場で、自身に生じてくる感情反応を手がかりに、クライエントの精神世界やその健康度を推察する。逆転移を用

いての推察である。

臨床家自身の個性や歪みに由来する恣意的な推論が混入する危険は、通常、③が最も大きく①が最も小さい。井上さんのケース理解は、まず③によって核心をつかみ、それを①で修正してゆくのが特徴的のようである。②が少ないことは第一章にも表れていたが、この章では特に目につく。それは一つにはB君が言葉ではなく、行動で表現するクライエントであったせいでもある。②の機能は話を聞くという作業において必須な機能であるからである。

井上さんのケース理解の進めかた、ときどきの解釈もしくは理解は、大胆でかつ断定的で、読んでいてハラハラすることが多いが、たえず①の視点に移動することで、危機を脱しえているように見える。万人を納得させうる確かな認識を積み上げてゆくことを要請される研究者と異なり、クライエントの人生に明るい未来を見いだして行くことを第一義的に要請される臨床家には、危険を侵す心意気と安全への配慮とのバランスの感覚が欠かせないという気がする。

それはともかく、三つの視点を意識し、自分自身の資質ではどこに体重がかかりやすいかに留意しつづけることは、臨床家としての成育に資するであろう。ちなみに、クライエントの資質を、筋肉運動優位・言語優位・感覚優位と三分して考えるという図式は、①の視点を強化するので、井上さんをはじめ、臨床家としての資質を持つ人、つまり危険に近づきがちな人にとって、ことに役立つであろう。

ところでB君は人とのかかわりの世界で挫折した。しかしその挫折は彼の豊かすぎるかかわり志向のせいである。このように優れすぎている部分が挫折の源となる場合がむしろ多い。当然B君の人生は人とのかかわりの世界で生来の資質を開花させていくであろう。そのために、豊かな資質を備えた年長者との出会いが必要となろう。

第三章　多彩な資質の開花を見守る
――アイデンティティ確立への挑戦

本章では、ひとりの資質に恵まれた子どもが、精神内界の「もうひとりの自分」とともに「九－十歳の節目」を乗り越えて、個性を確立していく成長過程を報告したい。

小学校中学年期における発達的特徴のひとつは、自我の分化である。すなわち、認識主体としての主我と、主我によって把握される客我の発見である（本書二三五頁参照）。そして「この変わり目のところで、子どもはそれなりに自分自身を振り返り、自分とは何かとか、人間はなぜ死なそくてはならないのか、などという極めて根源的な問いにぶつかるように思われ」「その年齢なりのアイデンティティを獲得していくと思われる」（河合 一九九〇年）のである。

だが、自我の質的変容を子ども自身がいかに体験したか、についての報告例は少ない（守屋他 一九七二年、守屋 一九八二・一九九四年、菅沼 一九八九年）。それは、この年齢の子どもは自我の体験内容をまだ充分に言語化できないのと、多くの場合、本人も無意識のうちにこの段階を通り過ぎてしまうことから、従来その実態が明らかにされなかったためと考えられる。

今回わたくしは、まさにこの発達段階の自我分裂と統合に直面して、心身に失調をきたしたと考えられる小学校三年生の女児例（C子）を経験した。C子は四ヵ月（面接十二回）のあいだに、成長に必要なテーマに立ち向かい、確かな自我の基盤を獲得して心身のバランスを回復した。のみならず、その闘いのプロセスで周囲の大人たちをも変えていった。C子は文才に恵まれた子どもであり、面接の前後期を含めた、みずからの自我分裂とアイデンティティ模索の体験過程を、十六篇の作文と詩に描き出した。

サリヴァン（一九五三年）によれば、「前青春期は、親友の眼を通して自分自身をみつめる時期であり、それ以前の発達の歪みを修正しうる重要な機会」である。現代青少年の非行や精神病発症の低年齢化傾向も考えあわせると、思春期の入口である小学校中学年期の心理的特性の理解と援助が、今後ますます重要になるだろう。

そこで、この章ではまず、C子の例を通して、小学校中学年児童の自我発達の特殊性を子ども自身がいかに体験しているのかについて、子どもみずからが綴った作品内容から明らかにする。つぎに、「九‐十歳の節目」の内容を若干の文献研究から整理し、C子の成長過程を分析する。最後に、はかり知れない深さの内界の旅を経て、その年齢なりの「ほかならぬ自分」を見いださずにいられない子どもの、面接過程における、治療者の役割とアプローチについて考察しよう。

事例の概要

クライエント

C子 ―― 小学校三年生・女児・九歳二ヵ月（面接開始時）

来談理由

C子は友だちの好き嫌いが激しく、大好きな一人の子（Vちゃん）としか関係をもとうとせず、母親が「孤立するのではないか」と不安になった。C子が友だち関係に苦しんでいるのをみて、カウンセリングを勧めると『井上さんなら行く』『ほかの人じゃ絶対やだ』と言う。かつてカウンセラー（わたくし）に指摘された神経質なところを克服し、友だちと支えあって生きていけるような人になってほしい、と母親が願い、ふたりで来談した。

家族構成

父親（弁護士）・母親（主婦）・C子、の三人家族。母親は、寝る前にC子が学校での嫌だったこと、うれしかったことをボロボロ泣きながら話すのを聞き、オロオロしてしまうことが多い。父親はC子と直接話すことは少ないが、妻の報告をうけて、早めに帰宅してC子とじゃれあったり、いっしょに入浴して暖かく見守っている。そして妻に対しては「みんな悩んで大きくなるのだから、母親がオロオロしてはだめだ」と叱咤する。（以上、母親より）

生活歴・来談の経緯

正常分娩。初歩：十二ヵ月、初語：八ヵ月。喘息様気管支炎（二歳時から就学時まで）・頭痛・胃痛が頻繁で、かなりの偏食があった。母親はC子を出産して二年間ほど不安感がひどく、うつ状態であった。さらにC子が幼稚園の頃は父親と母親の関係が激しく揺れ、C子にとって安らかな日々ではなかった。

この時期に母親は知人の紹介でわたくしを尋ねてこられ、約二年のあいだに二十一回のカウンセリングを行った。その結果、夫に対して「優れたいい妻」を演じていたことや、「本当の自分」を受けとめてほしかった気持を、意識化して夫に伝えられるようになった。やがて彼女は不安感が「嘘のようになくなり」「自分でやっていけそう」と晴れやかになり、一応の終了とした。

しかし母親は、今度はC子の頻繁な腹痛・発熱が急に気になりだして、「わたしが子どもにたよってしまい、子どもをだめにしたのでしょうか。C子をぜひみてほしい」とわたくしに訴えた。そこでわたくしはそれを聞き入れてC子（当時五歳）の面接を開始し、約二年半のあいだに二十回、描画と箱庭で「乳児期からの育ち直り」を手伝った。

描画には、ぬいぐるみのなかでナンバー・ワンに好きなうさちゃん、C子自身、わたくしをよく描いた。箱庭では、肛門期のおしっことウンチのテーマ、および口唇期的な動物の親子の食餌や旅の場面が展開され、家では母親の乳房を吸う行動がしきりにみられた。やがてC子はぬいぐるみのナンバー・スリーのものを母親に差し出し『Cは寂しいとき、うさちゃんと話して、（自分を）落ち着かせているの。ママもこれを貸してあげるから、自分で自分を落ち着かせて！』と言った。これにより、母親の自分への依存を振り切る力をC子が得たことが確認され、また身体症状も消えて安定したので、いつでも来られることにして中断した。

そして今回の来談にC子が小学校三年生の冬である。

初診の問診表に母親は「三年になった頃より、父親と母親の関係が円滑。家族三人いっしょがそれぞれ居心地よくなった。本人の父親大好きもこのころやっと」と記している。また母親は、C子の性格を「慎重、生真面目、自分なりに物事を深く考え、集中力があり、小さい頃より目的意識明確、こつこつと地道に努力することが得意である」と書いている。

また、C子自身の希望で作文とピアノを習っている。将来はピアニストになる夢をもち、その道の大家に師事し、下校後、家庭での二時間をピアノの練習にあてている。母親も音楽に造詣が深く、C子のレッスンの時間と内容の管理を厳格に行っている。

成長過程

面接開始の三年生二月以前、すでにC子は、来るべき成長のテーマをみずから言語化していた。そこで、C子の内面作業の理解を深めるため、できるかぎり原文のとおり（一部、わたくしによる省略と要約あり）、時系列的に提示する。なお以下の＊は、母親による家庭や学校におけるC子の記録の抜粋である（カウンセリング開始前のC子の記録および作文は、カウンセリング終了後に母親がまとめて送付してくれたものである）。

カウンセリング開始前

作品1《ももたろうのこれから》──三年生（一学期）七月下旬

村の人にももたろうはいじめられていたのにそのいじめた村の人のためにおにをたいじするなんて、きっとももたろうは村の人となかよくなりたいんだと思います。……きっと村の人たちはももたろうのいいところはしらなくてわるいところしかしらないんだ!! だから、よけいいじめられると思う。ももたろうはきがやさしいのに。ももたろうは村のひとをきらいにならないのだろうか。ももたろう。もっのすごくかわいそう。けど、ももたろうにとってはおじいさんとおばあさんがいるからさみしくなったりいやなことがあってもへいきなのかなあ。わたしがももたろうだったら村のひとのためのことなんかぜったいにやらないと思います。ももたろうはこころがつよい。さいごにはきっといじめられなくなってしあわせになれると思います。

C子はファンタジーのなかに入り込んで、主人公をかわいそうがったり、わたしだったら……と対比しつつ、最後には物語の時間の流れをこえて、ももたろうが「いじめられなくなってしあわせになれる」と、想像して未来を創りだしている。

初回面接でC子はわたくしに「クラスの男の子にいじめられている」ことを告白する。ももたろうの未来は、C子みずからのそれと重なっている。

三年生（二学期）十一月上旬

＊運動会終了頃からC子は、Vちゃんを独り占めできなくなってきた思いを、母親に泣いて訴えるようになった。この頃、母親は担任から「いつもCちゃんが、Vちゃんの足をひっぱっている」と言われ、C子にとってつらい日が続いた。

夢一――三年生（二学期）十二月上旬

＊C子はつぎの前置きをして、夢の内容を母親に少しだけ語った。『とっても嬉しい夢だったの。誰にも言いたくないの。いままではママには言いたくなっていたのに、どうしてか、わからないけど、ママにも秘密にしたいの。』……『泥棒が入ってきて、Cはピアノを弾いているの。そこへお巡りさんみたいな人もきて、ジャングルにいるの。すごく格好いい年上の男の子が「あなたには何かたりないところがある」って言ってくれたの。』『すごく嬉しかったの。だって本当の事を言ってくれたんだもの。人間は完全じゃないもの。わたしは人間で神様じゃないから完全じゃないもの。』

三年生（二学期）十二月中旬

＊『Vちゃんがほかの子と遊んでいると、気になって気になって苦しくなる』と母親に訴える。

夢二――三年生（二学期）十二月中旬

＊『学校でVちゃんの後ろの席に座っている。そしたらVちゃんわたしのこと心配して、大丈夫って言ってくれてすごくうれしかった。』

作品2《こぶとりじいさん》——三年生（二学期）十二月下旬

こぶを取られたおじいさんは……「やっぱりこぶをとらないほうが、よかったかなあ。自分のみりょくをなくした」。…自分を叱るようなめつきでいいました。

「自分を叱る」という表現から、C子のなかで自我が分化していることがわかる。「こぶ」に見えるものを「魅力」と捉えきるには、他者のまなざしからの解放が前提となろう。個性の確立への一歩が踏みだされている。

作品3《こんなところがなければ》——三年生（二学期）十二月下旬

私は、いちばん大すきなお友だちがいます。名前は、Vちゃんといいます。私は、よく考える方です。私は、どうしても、Vちゃんが「とられてしまう」と思ってしまうのです。けど、Vちゃんは、ほかの子ともあそびたい、と思っています。私はそのことでなやんでいます。私のきもちの中に「ほかの子となかよくしちゃだめ。私のものなのVちゃんは」というきもちがあるのかもしれません。Vちゃんに負けたくない！　という気持ちもあります。それは、私にも、わかります。それは、ぜったいに、あってはいけないきもちだと、思います。私は、自分でも、こころがせまいと思っています。そう思うとなんだかとっても、くらい、さみしいきもちになってきます。今までは、そんなにかんがえていなかったからかもしれませんが、今が、はじめてのようなきがします。Vちゃんのことは、前はせかいいちすきでしたが、いまは、せかいいち大っきらいになってきました。私は、そういうおこりんぼうのこぶをとりたいと思っています。私は、ピアニストになりたいとおもっています。おこりんぼうのところ、すごくはげしいところ

を、うまくつかえば、ピアノにむいているようです。けれど、ちょっと、じ分でもかなしいけれど、私は、じ分のことが

大っきらい　です。

Vちゃんの前では、ニコニコして、ムカッときてもがまんしています。けれど、もうたえきれません。いつかVちゃんにそのことをいわなければいいけれど。おかあさんにそうだんすると「おかあさんが、すきでいてあげるからだいじょうぶだよ」といってくれました。私は、とってもそういわれると、うれしくなります。いままで、まい日まい日なおしたいと思っていたことは、たったのひとつ、

おこりんぼう

これがなおるほうほうをおしえてほしいよ――――――――――!

自分(「客我」)をまなざす「主我」をもつこと(本書一三五頁参照)の苦しみ、思い通りに行為しえない「からだ」の重み、C子の発熱や下痢はこれらの葛藤の叫びなのであろうか。

三年生(三学期)一月上旬

＊Vちゃんから「ポストの手紙を読んだ?」という電話が入り、見てみると「Cちゃんがベタベタしてストレスがたまっていやだ。本当は半分以上嫌い。……絶交」という気持をほかの子どもに書かせた手紙だった。C子は『これはVちゃんが書いたんじゃない。書くはずがない』と言って手紙を破く。それでも『Vちゃんが好き』と言う。夜、自分の気持をVちゃんに電話して静かに伝えた。

作品4《神の存在?》——三年生(三学期)一月上旬

神のそんざいとはなんなのか……。神様を見た人は、一人もいないのにな……。たぶん、人の、そうぞうではないでしょうか。「一人一人に、神様がついているのではないでしょうか?。……私は、「神はいる」と思います。「きっと、神様が、人のうんめいを、きめるのでは、ないのかな?」。と思うので、もし、いやなことがあっても、できるだけ、「プラスてん」でかんがえるように、しています。たとえば、なにかのしけんに、おちたとします。そしたら、私は「きっと神様が、きめた道なんだから、きっといいことあるよ。」と、思います。……私は、神様はぜ——————ったいに、いると思います。もしも、自分のそうぞうだとしても、なぜか、「神様がまもってくれている」。とかんがえただけでも、なぜだか、ホッとするようです。私は、いろいろな人、神様に、まもられていると、自分でも思います。

三年生(三学期)一月中旬

＊動悸・過呼吸(吸うときに「痛い」と苦しがる)・頭痛が二週間ほど続く。小児科を受診するが問題はなかった。

作品5《あと一年しか生きられないとしたら、何をする?》——三年生(三学期)一月下旬

もし、あと一年しかいきられないのなら、学校にはいって、友だちともあそび、ふつうの生活をして、そのほかに本をよみ、私の大好きなピアノをひく。……それで十分です。

作品6《心の中の時間》――三年生（三学期）二月上旬

なぜ、時間におわれるの？　なぜ時間をつくったの？　なぜ、時間があるの？　なぜ時間をきにするの？　なぜ、時間は、ながれていて、止まらなく、きそくただしくうごくと思うのだろう？　自分の心の中の時間にあわせ、自分の思うとうりの自由にすればいいのに。なぜだろう。本当に、ふしぎだ。……「計画をたてなさい！」「時間を守りなさい！」とか、私のお母さんは、時間のことしか、おこりません。私は、毎日、毎日、時間を守ろうと思っていますが、「どうして、時間が、できたのだろう」と、思いました。時間が、すべてをしきっている。なのに、なぜ、人は、それをゆるし、それにしたがうのだろう。……たのしい時は、みじかく、かなしかったりつまらない時は、長くかんじる。時間は心の中に、あるのではないでしょうか。……だから時間というものは、一人一人ちがう「心の時間」なのではないでしょうか。……ただ、そのことを、人がきづいていないだけではないでしょうか。

作品4－5－6のテーマは深く関連している。つまり、人は「こころの時間」を楽しく燃焼できたとき、その時間は「生きられた時間」として累積される。そしてわたしという存在が物理的に消滅するにしても、累積された時に満ちたわたしは、余命一年にして「ふつうの生活で充分です」という納得を得る。

カウンセリング開始

C子のカウンセリングの申し込みは三年生（二学期）の十二月であったが、わたくしは時間がとれず、気になりながらも待っていただいていた。

ところが、年が明けて三年生（三学期）の一月に母親から連絡が入った。C子は『何もやりたくない』と言い始め、『学校が苦しいし、家でママに叱られて、生まれてこなければよかった』と言っているという。わたくしはC子の『生まれてこなければよかった』ということばにただならぬものを感じ、急ぎ会うことにした。電話を切って、とうとうその時期がきたか、とわたくしは少し苦しくなった。その時期とは、子どもが苦難の道を経て親から離れる、大人への第一関門の時期である。

その夜、わたくしはもう何年も前にお会いしたひとりの神父様のことを連想していた。その方は「神父になる道のりは艱難辛苦であり、自分がそれを乗り越えられたのは母親の祈りのお陰なのだ」と語られた。彼は離島の漁師の家に生まれたのだが、母堂は文盲のクリスチャンであった。そして息子の修養中、母堂は漁の網をかがりつつ、神父への夢の成就を願い、日がなロザリオの球を手繰りながら、ただ「アベ・マリア、アベ・マリア」と祈りを捧げていらしたというのであった。わたくしはその「母なるもの」と「委ねるということ」の素朴さに、深く胸を打たれたことを思い出していた。この連想はC子との面接のあいだ反芻され、とりわけ母堂の祈りの声は通奏低音のように、なぜかわたくしのからだの外からではなく、内から響きつづけた。

面接期間は四ヵ月、全部で十二回行った。以下、『……』はC子のことば、〈……〉はわたくしのことば、〔……〕はわたくしの感じたこと・状況説明である。

久し振りに会ったC子は以前と同じく、黒い雫のような瞳をした、華奢で鋭敏な女の子だった。母親も知的で繊細で、揺れやすい感じが以前ほどではないがまだ見受けられた。

セッション一——三年生（三学期）二月中旬

家族療法室しか空き部屋がなく、二人で、お風呂や按摩機があるのを『きゃー、こんなのあるぅ』と言いながら見て回ったあと、C子はリビングのテーブルで絵を描く。始める前にC子がわたくしにキャラメルをくれ、いっしょに食べながら一枚目に樹木画、二枚目に自由画のハムスター、三枚目にゲームを描いて楽しむ。わたくしは樹木画をみて、これならなんとか母子分離のテーマを乗り越えられるだろうと判断した。

面接時間の半分を過ぎたところでわたくしが〔ユーモラスに〕〈ところで、この度ここに来たのは何か困ったことあったん？〉と聞く。C子はちょっとハッとする。しかしすぐに、クラスの斜め前の席の男の子にいじめられていること、いちばん大好きなVちゃんを他の子にとられそうなこと、このごろ他の女の子たちも自分に対して変な態度であることを詳しく話してくれた。

〈ここに何回か来るじゃん。そうして、どうなりたい？〉『みんなに嫌われたくない』〈うん〉。

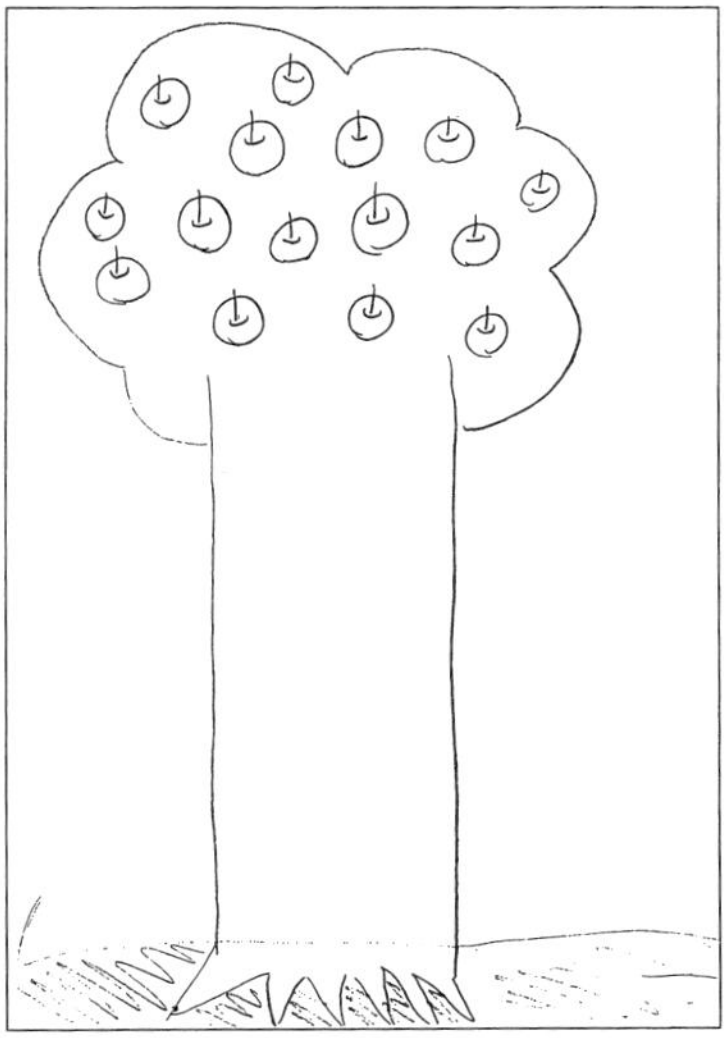

樹木画①

最後に『Cはぬいぐるみがあると落ち着く。ハムスター飼いたいの』〈うん、ハムちゃん飼えるといいね〉で時間となった。

そのあとに母親面接を行った。母親は「自分がC子をだめにしているのではないか」という自問に囚われて不安を隠しきれなかった。わたくしは、C子は病気ではないこと、資質に恵まれた子は敏感に反応し身体症状を示しやすいこと、そして今回のカウンセリングのテーマは「日本の没個性的集団のなか

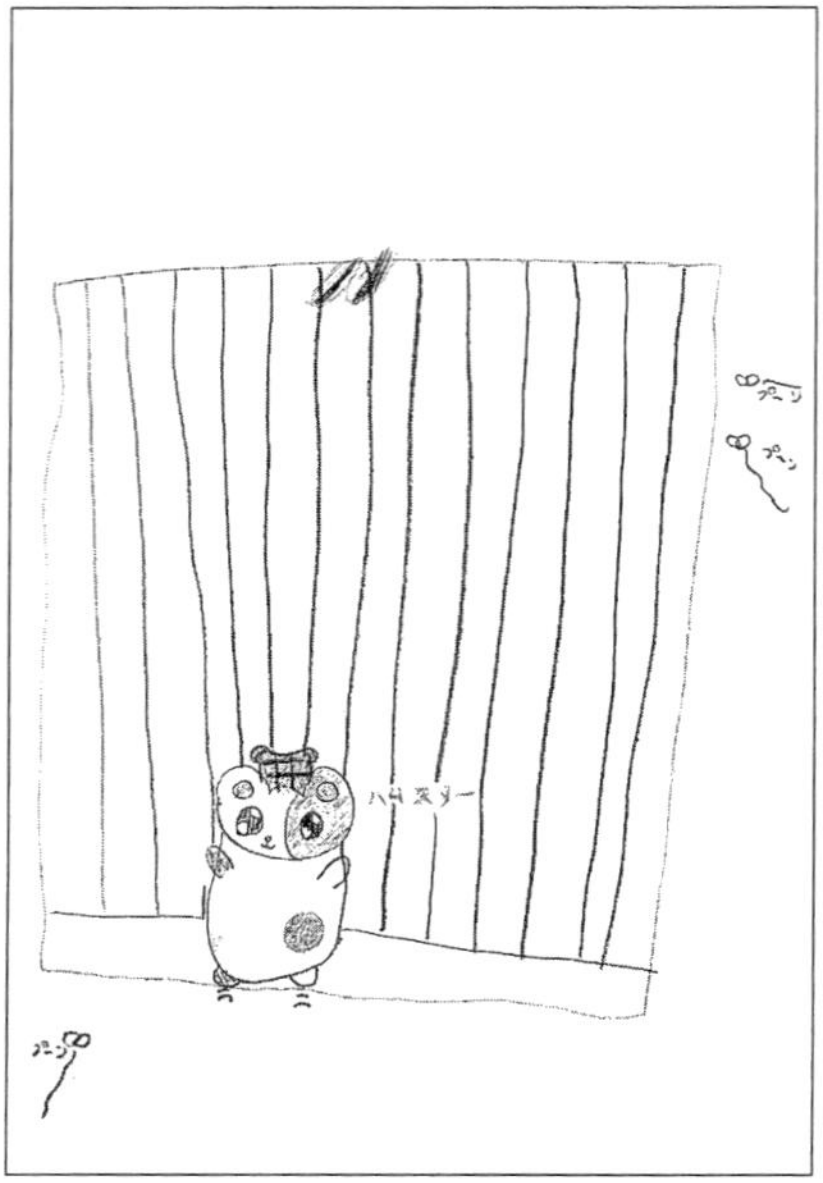

自由画（ハムスター）

ではとりわけ孤独である、優れた資質のある子が、その資質を殺さないで友だち関係をいかに広げ、深めていくか、あるいは覚悟して孤独を引き受けていくか」であること、だから治療的というより創造的カウンセリングであることを伝えた。

そして樹木画①を見せて、根が描かれ幹が太いことを指摘して〈これはCちゃんが小さいとき、お母さんが注いだ愛情が育てた、Cちゃんを一生守る強さを表しています。そのころ、お母さん自身がおつらかったのをわたしも覚えています。本当によくなさいましたねえ〉と伝えた。

母親は瞳を潤ませた。母親は教育や心理の知識もある人なので、わたくしはつぎのように見立てを伝えた。

〈実は今回Cちゃんは、もうひとつ大きな課題をやりとげなければならないようです。子どもは九歳の頃、子ども時代に幕を降ろして大人への第一関門に進みます。親に依存してきた子どもに、親よりも親しい存在ができた。それは友だちです。ですから今回、Cちゃんの友だち関係のことでご相談にみえたお母さんはさすがだと思いました。そして子どもは、親元とは別の居場所をつくり、さらには自分ひとりでいられる世界をつくります。ご存じのように、親からの分離の第一の時期です。ところがこれは実際には大変な作業なんです。ありがとうございます。お母さんがCちゃんに強さ、逞しさを育てておいてくださったので、その力でおそらく乗り越えられると思います。これがないと、カウンセラーの力ではどうにもならないのです。〉

そのあと、ハムスターを飼ってあげてほしいこと、自然にふれる機会をつくってほしいことを話すと、母親は、C子が昨日『なにもせずボーッとしていたい』と言っていたのを思いだし、いずれも了解を得た。しかし母親は、C子がボーッとしているのを見ると不安になってうるさく言ってしまう自分に困惑していた。わたくしは〈それはもったいない。そんなとき子どもたちは「神々と対話」しているのに。子ども時代の特権ですね〉と言い、モーツァルトやバッハが「自分の曲は、天上の、神の旋律が聴こえてそれを五線紙に書き写した」と言い残しているという伝聞を引き、〈同様に子どもも、沈黙や無為の時間に神々の囁きを聴いていると思うのですが〉と伝えた。すると母親は「無為な時間が大事なのですねぇ。もっとボーッとしろ、なんですね」としみじみ語った。

また母親は、C子の身体症状や言動について克明な記録もつけていて、持参したほうがいいか、と問うた。C子五歳のカウンセリング時も同様であり、そのときは治療の参考にした。わたくしは母親の自由にまかせた。ただ四年前と同様、夢の記録はお願いした。その後母親は数回、記録を持参したが、わたくしは直感的に、C子の「なにもかもの記録」は受け取るだけにして終了まで〈見ないほうがいい〉と思った（なぜそう思ったのか、わたくし自身、そのときは理由を明確に意識化できていなかった）。ただ、読みはしないが、C子の面接後、心配そうな母親と五－一〇分程度の立ち話をしたとき、その話の範囲内でC子への熱い思いを受け止めることにした。また、母親もわたくしにカウンセリングを受けたいと申し出られたが、今回はC子の完璧な味方になる必要があるので母親の影響をわずかでも避けたいと考えたのと、彼女には男性のカウンセラーがいいと考えたので、人柄があたたかくかつ知性のある人とわたくしが判断している初老の男性カウンセラーを紹介することにした。終了後、母親は「楽になりました。お顔を見るだけで安心するんです」と言い、穏やかでやわらかい顔つきになっていた。

そのあとしばらく待合室でC子はマンガを読んでいた。帰り際にC子は、廊下のはるか向こうからわたくしの姿を見つけ、両手を広げて小鳥のようにわたくしの腕の中に飛び込んできた。わたくしも両手を広げて走りより、腕のなかに抱き締めた。C子はアメをひとつくれた。そのときわたくしは『頼むね!』というC子の内面の声を聴いたような気がした。そして、わたくしも内面の声で〔頼まれたこと、それはうさぎ穴の見張り番(『不思議の国のアリス』)ね。とりあえず「神々との対話」のために、追い立てられない無為の時間を確保しておいたよ〕と応えた。

母親はそれを見ながら、いまはまだ人生に意味を見いだせずにいる人のまなざしで微笑んでいた。わたくしはふたり並んで帰る姿をみて〈お母さんもはやく楽にしてあげたいね〉と、何度も何度も振り向いて手を振るC子に語りかけていた。

この初回面接の翌日、C子はつぎの作品を書いていた。

作品7《たまて箱のなぞ》——三年生(三学期)二月下旬

たまて箱は、心の中に、あるもので、人のまわりには、まくみたいなものがはっていてそれを、はがしていって、大人、や、おじいさん、おばあさんになっていく。……たまて箱は、心の中に、あるもので、そのたまて箱は、本当は、「時間を、早送りするもの」なのではないでしょうか。そしてたまて箱をあけたうら島たろうの、体のまわりにある、まくみたいなものを、やぶり、心の中でも、時間がたち、心も、身も、おじいさんになってしまったのではないでしょうか。

C子自身、成長の節目にきており、膜がはがれて、さなぎが蝶になることを予見させる内容である。

三年生（三学期）二月下旬

＊母親と夜道を歩きながら『Cはママといるときがいちばん楽しい。お友だちよりずっーと』と言った。母親は「ママといて楽しいならそうしようね。Cはいまお友だちとのこと苦しいね。でも必ず、Cの良さに気づいてくれる日が来るからね」と返している。

セッション2 ―― 三年生（三学期）二月下旬

ひとしきりトランポリン。C子は「ふぁっ」と空中に舞い上がっているときの、追われている日常と対照的な自然な感じを楽しんでいる様子だった。起き上がりこぼし（プロレスラーの形をしたゴム風船）に開いていた穴を二人で修理した。C子はそれに空気を入れて、トランポリンの上で張り倒してはケラケラ笑う。降りてきて、棚からオセロを探しだして勝負。一回目引き分け、二回目C子の勝ち、わたくしが勝ちそうになると『先生は勝っちゃだめ！』と真剣に拒絶する。

〈Vちゃんを好きなのは、素晴らしい子だからでしょ？ ほかの同級生と比べてどこが優れているの？〉『目がすごくきれいなのと、深いところ。うまく言えないけど、バイオリンを弾いているところが、とにかく輝いているところ』。二年生の終り頃、C子がピアノ、Vちゃんがバイオリンを発表会で弾いたあとで、C子がVちゃんに『バイオリンうまいね』って言ったのが、初めて話したときで、あとはいつのまにか仲よくなっていた。

作品8《自分の心》――三年生（三学期）三月上旬

うそつきな人は、いない。ただ、人が自分で、見た物や、あじわった物しか、信じない。……「うそつき」といわれている人は、二通りのことがあると思います。ひとつめ、それは、自分の、ゆめの世界へ入ってしまい、現実と、ゆめが、わからなくなってしまうのでは、ないでしょうか。だから、「そんなことはない。おまえは、うそつきなんだ」と言われてしまうのではないでしょうか。ふたつめ、それは、本当のことなのに、人が「うそなんだ」と思ってしまい、しんじないから、それは「うそ」になってしまうのではないでしょうか。……人が、ただ、そう思ってしまうだけではないでしょうか。

「幾分かは本当で、幾分かは作り話の、その危うい狭間にこそ、ファンタジーの魅力は存在する」（森田一九九三年）。この空想と現実を自在に行き来することこそ、少年少女の年齢の精神的特徴である。だが、C子はときおり、空想世界から帰り忘れて、現実世界で友だちに「ウソ」と責められることがあった。

セッション3――三年（三学期）三月上旬

腕に包帯をしている。ピアノを弾いている最中に左腕が抜けたという。オセロ一回目、わたくしが勝ってしまった。すると『ほかの遊びしよっ』と横を向いていろいろ探す。だが片手でできるものがなく、オセロ二回目をしてC子の勝ち。そのあと紙ホッケーを捜し出して、『やーい、空振り！』〈言ったなぁ〉などと言い合いながら二回戦を楽しむ。わたくしのボロ負けで、C子はご満悦の表情である。

終了後、母親との立ち話で、C子が最近うらしまたろうの作文を書いたと聞いたとき、わたくしは成長のテーマと関連しそうだと直感した。母親は自分のカウンセリングもしてもらえないか、とまた頼むので〈先生（母親担当のカウンセラー）は、お母さんの理想的カウンセラー像とはどこかずれるんでしょうね〉とだけ受け止めた。

セッション4――三年生（三学期）三月中旬

C子は凄まじい破裂音のするピストルを見つけ、おおはしゃぎであちこちに向けて発砲しつづける。途中、弾がなくなりわたくしが戸棚を探していると、『今日ねえ。先生が太鼓叩いたんだよ』と珍しく学校の話をする。〈あぁ、担任の先生？〉『うん』〈なんか、まえに「Cのことわかってくれない」とか言ってたじゃない？〉『うん、わかってくれない』〈そーかぁ〉。わたくしは弾を探す仕種のままの、いわば何気ない会話だった。象徴的でもない、鋭い切り込みも、狙いもない、ささやかなふれあいの積み重ね、これが、ともに知的で繊細な母と子の関係にはないのかもしれないと思ってみた。

おやつに持参したカステラを食べながら、作文教室のことを話す。『楽しいよぉ。中学生もいるんだよ。同じ学年じゃ、つまんない』〈……「うらしま」の作文書いたってお母さんに聞いたけど？　今度見せてくれる？〉『うん』〈忙しそうだね。ピアノ行って、作文行って、ここにも来て大変じゃない？〉『だめ。ここは一週間に三回でも毎日でもいい』と言い、ちょっとふくれて抗議して帰っていった。

三年生（三学期）三月中旬

＊『なにもしたくない』と言い、大好きな作文教室を休んだ。過呼吸（息を吸うのが苦しい）と微熱・下痢・腹痛に苦しむ。しかし症状が軽快すると、学校の作文の宿題を七時間ほど一人机に向かって、目を輝かせて

一気に書き上げた（四〇〇字詰原稿用紙五五枚（作品9））。

作品9《ゆめの世界へ命の水《いずみ》をもとめて》——三年生（三学期）三月下旬（長編のため原文を挿入しつつわたくしが要約した）

ある日、C子&V子の一番大切な、しゃべるまほうのハムスター、ぺぺが病気で死んでしまいました。その時、神様があらわれ、ぺぺを生き返らせるために命の水《いずみ》までの地図と、何でも願ったものを取り出せるリュックをくれました。そこで、ふたりは魔法のリュックを背負って命の水を求めて旅に出ました。すぐに森の洞窟に迷い込み、三〇分後、一時間後、二時間後……八時間半たっても出入り口がみつかりません。つぎの日も時間はすぎるばっかり。一時間、二時間……六時間がすぎました。つぎの夜、ふたりは同じ夢をみ、そのなかで金色の光りに包まれたぺぺの死体に出会い、命のいずみの金色の玉をのませてくれれば生き返ると知らされます。……洞窟の中なのに……私たちって、朝と夜がどうして、わかるの。時計もないし。あっ、時計、あるぅぅぅ。……うで時計、私たちしてるよ！　へんだね。ふたりはちょっと不思議に思ったが、「まっ、いいか」ですませました。

そしてふたりは、人食い花、悪魔、大毒蛇と闘い、死の水が、おしよせてくる死の川をさまよいながらも、「出口は、ぜったいあるもん」と信じて、さらに二人は、生きるか死ぬかで、ぎりぎりのめにあいながらも、知恵と勇気をだしあって「よーし、私たちの力で、ぺぺを生きかえらせてみよう」と誓い、洞窟から、やっとぬけだせて、命の泉に辿り着きました。

「やっと手に入った命の水だあ」「私たちも、命の水、のもう」。そして命の水をいっぱいタッパに入れてぺぺのそばに行き、私は命の水をぺぺにのませました。するとぺぺの目があいて、ぺぺは「チーチー」と泣き、もう、ぺぺは、ぜったいに、死んだりしないよ。（これで完結する大冒険スペクタクル長編である）

Vちゃんはc子にとって、この内界の旅の道づれになりうる唯一の仲間であり、C子の体の半分といえる存在だったのである。だからVちゃんをなくすことは、C子にとって、世界が空っぽになるほどの怖さがあったにちがいない。

三年生（三学期）三月下旬

＊この頃、家庭では次のようなことが起こっていた。三月下旬のレッスンを最後にC子はとうとうピアノに行くのを拒否した。そして『ママ、なにもやりたくない。助けて』の手紙を母親に渡している。母親は、いままで自分が立てていたピアノの練習計画を二人で立てることにし、C子が主となり自分が不足を補う方法に変えた。するとC子は『ママには後ろからそっと押してほしいの。まだひとりではできなくて、だけどママはときどきひっぱりすぎて、それで私は苦しくなっちゃうのよ。ころんじゃうのよ』と訴えた。

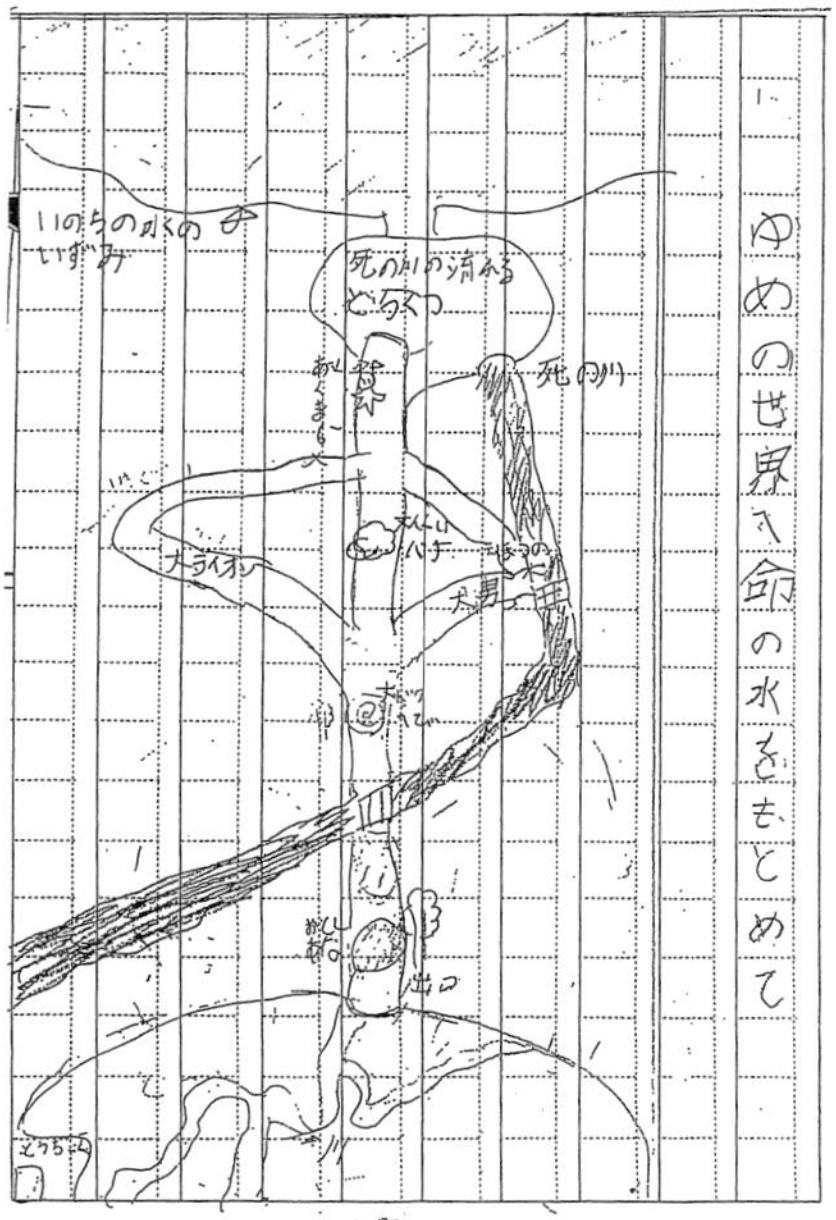

命の水《いずみ》への地図

天気のいい日は自然のなかで過ごしていたが『どうしてかわからないけど、今日みたいにのんびり過ごした日でも、夕方になると時間・時間て、苦しいっていうか、へんな気持になるの』と言う。母親は、大木のようにでーんとしてケラケラしたお母さんになりたくてもなれない、と思い余ってC子に言うと、

『ママはすごくいいママだよ。いつもCのために、自分のよくないところをかえよう、かえようってしているじゃない。まえは悪魔になってたのに、ちっともならないじゃない。まえのママはちっとも休ませてくれないで、次の段階、次の段階ってひっぱっていたの、でもこのごろちがってきた』『わたしはなにも感じないお母さんじゃ、いやだ。ママみたいに、いつもいつもがんばってるお母さんがいいよ』と言う。

『Vちゃんと本当の友だちになりたいの。フルートはVちゃんのほうがぜったい上手。くやしい気持もあるけど、私はそれを、Vちゃんに教えてもらうことで乗り越えたいの。ふたりで競い合っているのはいやなの。だからVちゃんといっしょのクラブ（に入って、教えてもらう）のほうがいいの』と言った。

セッション5 —— 三年生（三学期）三月下旬

わたくしが前回、持ってきてくれるように伝えておいた、作文《玉手箱のなぞ》（作品7）を見せてくれる。わたくしはそれについてC子に二、三質問をした。〈まくがはってるって、どんな感じ?〉C子は立ち上がって自分の体のまわりにたまご型の円を描き、『赤ちゃんのときはまくもいっしょに大きくなって、ミシミシって破けて、おじいさんになるととれちゃうの』〈うん。で、Cのまくはどうなってるみたい?〉また立ち上がって円を描き、円の天井を見ているような仕種で『うん、たまごを割ったときひびが入るでしょ。あんな感じで、ふたつくらいミシミシってなってる』〈うん〉。

このときわたくしは、自分のことばの幾分かがC子を覆う殻にあたって跳ね返ってきた感じがした。そこには、踏み込んではいけない世界があった。〔やはり、C子のたまごが内側から割れるのを見守ろう。ここでは遊ぶだけにしようね。見張り番に徹しよう〕と思った。あの母堂の「アベ・マリア、アベ・マリア」の声が、わたくしのからだの一段と中心近くでこだましていた。

〈今日、調子よくないねえ〉『昨日まで頭痛くてゴロゴロしてたから。ここに来ると痛くなくなる』と言う。ハムスターの絵を描き始めるが、消して『おとなしいのより甘えん坊のほうがいい』と言いながら、元気なハムスターに描き直す。『わたしって、元気でわんぱくでパワーいっぱいのほうがいい』〈小さいときからそう？〉『うん』絵を描いているときは〔あどけなく愛らしい〕と思った。

夢三 ―― セッション5の翌早朝

＊夜、お母さんくらいの大きさの吸血鬼が五、六人、ふつうの人間を三人つかまえてうちに入ってきて、つぎつぎに食べた。食べられたふたりめは女の人で、そのおなかを切っていたのが見えた。明るくなってC子は学校に行き、帰宅すると窓に大きなハエみたいな吸血鬼がいて、ママを助けようとするが気づかない。……ママはパーティ会場で吸血鬼に血を吸われてドラキュラになって、キバは隠して家に帰ってきた。そしてC子を食べようとする。ママは自分がドラキュラにされたことはわかっているけど、C子がママがドラキュラにされたことを知っている事は知らないの。最後はC子が吸血鬼のもとを殺してママを救ったの。ママはまたもとのママにもどったの。

吸血鬼の「もと」を殺すところに、C子の精神世界の強靭さが伺われ、わたくしは感嘆した。

セッション6 ―― 四年生（一学期）四月上旬

新年度になりC子は四年生に進級した。

卓球。めちゃくちゃ打ちで遠くに飛ばしわたくしを走らせる。〈もう、やせ細るぅ。野球じゃないんだぞー〉と文句を言うと、C子はケラケラ笑い『いいの。ヒット！　ホームラン！！』とからだをくるっくるっと回転させながら、さらにかっ飛ばす。わたくしはブーブーふくれる。しかしわたくし自身が飛ばしたりはずしたときは『ごめんネ』『すまぬ。走らせて』と静かに言いつづけた。C子は卓球が少しずつ上手になり、ラリーが続いたので試合をすることにした。しかしC子は、自分に有利になるようルールを適宜変えながら点を積み上げ、つねにC子の圧勝で、凱旋将軍のように晴れ晴れとしている。

その後、三輪車を乗り回し、わたくしの自転車にぶつけて行く手を阻んでは大喜びで終了した。

母親は「吸血鬼の夢」を持参して、「自分が子どもによくないことをしているのではないか」と、ものすごく不安になっていた。わたくしは〈前のときからずっと、お母さんとお話するたびに、Cちゃんへの「熱い思い」が伝わってきます。子どもはその思いに「守られている」と感じるときと、「熱すぎてかなわんなぁ」と思うときと、あるんです。Cちゃんは大きくなってきて「かなわんなぁ」が多くなってきてるように思います。でもそれをちゃんと夢にみて、お母さんに伝えられるのは、すごい力なんです。その力はお母さんが育てたんですよ〉と伝えた。母親は『そうなんでしょうか』と涙ぐむ。つづいてわたくしは〈でも、お母さんも、熱いときとちょっとは醒めてるときとおありなんでしょう？……〉と問いかけた。

母親担当のカウンセラーは面接時間がかなり延長する、C子のいじめられについて担任に話しに行こうと提案したり、日程調整を苦心して母子面接の曜日を一致させたり、という状況が母親から伝えられ、また、わたくしによるカウンセリングの三度目の要請があった。

そこでスーパーヴァイザーに相談してみたところ、治療者がクライエントに入れ込む時というのは、治療者のテーマもあるから、つねに「相寄る魂」なんだ。テーマがともに引き合う関係。母親担当の治療者は、母親が理想としているカウンセラー像と違うし、それを母親が言えない治療者なんだろう。……おそらく、この母親の父親は情の深い人で、この母親をとても愛していた。でも、なんでも「わかった、わかった」と包みこんでくる愛情に立ち向かえる理屈はないから、母親は、知的な剣を振り回しながら後退りするしかなかったんだな。その治療者も情の深い人なんだろう。それを彼女がどういうふうにしのぐか、見守ったらええがな（神田橋　一九××年）という示唆を得た。

四年生（一学期）四月中旬

＊憧れのピアノの先輩（Wさん）から、C子を案じての手紙が届き、C子は大声をあげて家中を走り回って大喜び。後日、それはピアノの先生の配慮であることがわかる。

ある日、学校から帰宅するとC子は『学校やだった。みんな嫌い。まじめに自分の夢にむかって努力しているだけなのに』と母親に言った。ピアノの練習に時間をとられてテレビを観る暇もないので、子ども文化についていけない。そのことを級友たちから馬鹿にされて、仲間外れにされ、悲しい思いをしたのだった。

作品10《心のそこ》――四年生（一学期）四月中旬

この世界では、「強いのなんて、どうでもいいから、やさしくて、おもいやりがあって、がまん強ければいい。」という考えだ。けど、強くないと、こまる。内の学校で、心が、弱い人がいる。それでいけん（？）が、おこった。……内のクラスで……Xくんというワルガキがいます。……Yちゃんは、Xのことを、がまんしています。がまんをしているからいけないんだ。けど、がまんもしない。と、ダメ。けど、強くもないと、ダメ。言いたいことも言えないと、こまる。けど、こまった時は、コウラの中にはいっちゃえ！

四年生（一学期）四月中旬

わたくしが病気でキャンセル。久々の自分の時間にまどろみながら、わたくしはもう何年も前にみた、ひとつの夢と連想を想い出していた。

七、八歳くらいの女の子が、初秋のやわらかな日を浴びて森の「道」を歩いている。両側には深緑の杉の木立ちが、少女を護るかのようにはるか彼方まで続いている。その子はふと立ち止まり振り返る。するといままで来た「道」に、白い花が、天の川の星屑のように数えきれないほど咲いている。気高く、愛らしく咲いている。「あの一輪は、あの瞬間のやさしさ」「むこうの一輪は、あの時の真実」……と、一輪一輪が放つ透明なメッセージを少女は無心に受けとる。そして振り向いたまま、彫刻になってしまったかと思うほど微動だにしない、永遠の瞬間。

目覚めて、連想した。人々は、幸せは道の彼方にあるという。だがそれは、いままで通って来た道にすでにあったのである。そして、C子のテーマは「時間と他者」であると直感した。

このキャンセルは結果的に、母と子に深い出会いをもたらしたようで、次回に、その場面を綴った手紙が母親により届けられた。

セッション7 —— 四年生（一学期）四月中旬

卓球のあと、ワンウェイ・ミラーの縁をゴールにしてサッカー。めちゃくちゃ打ちのなかにも少し、わたくしと遊びのルールを共有しようとする感じが出てきた。

C子は終わったあと待ち合い室でマンガを読んでいたが、わたくしが近づいても、母親が「先生よ」と言っても、読むのに夢中で、『うん』と言ったまま顔をあげない。母親は気にしていたが、わたくしは（気遣いのない関係で、よしよし）と思っていた。

そして母親がわたくしに届けてくれた手紙には、つぎのことがしたためられてあった。


C子と一生忘れられない話し合いができました。本当に素晴らしい感動的なでき事でした。（自分の）苦しさの原因はC子の『ピアノが嫌いになった』の一点でした。大泣きしながら「本当にごめん。ママがあなたを追い詰めてしまった」とやってしまい、九歳のC子に支えられて、そのことで尚更自分を責めて、ピアノやめないでほしいという自分のわがままも含めて、一日一日カウンセリングが待ち遠しい思いでした。話していくうちにC子も私もいろいろなことに気づいてゆきました。今日、話し合ったC子は、いくら私がぐいぐい引っぱろうとしてももう、ちっとも動かなくなった自分を私にもはっきり伝えることのできる一段と強く成長していたC子でした。

C子いわく『大手術したんだね。あんなに大好きなピアノがいやになったっていうことが大手術の痛さだと思う。大事件ていうか』『もうわたしはママが不安になってマイナスにマイナスに考えてもその心には引っぱられない気がするの。いやなことは鳥みたいに空を飛んでふわってよけるっていうか。それで気楽に生きたいし、プラスでゆける気がするの。ちょっと前までは一緒にマイナス、マイナスってなってたでしょ』。私はC子の言葉通りの変化に疑う余地もなく気づきました。C子は私から見事に大きな自立の一歩を踏み出した実感を覚えました。いま「愛して、愛してそうして育てれば必ず見事に自立していける」という言葉が浮かんでいます。C子は自分でサインを出して、C子自身が生きてゆきやすくなれるように私を変えました。C子は『○○○○（母親の氏名）がママだったからこんな風になれたんだと思う。うちの親子は最高の組み合わせだね』と言ってくれました。

先日の、井上先生の場合〈カウンセリングの効果が高いとき、なぜか（クライエントの）体調が悪くなります〉というお言葉は、そんな馬鹿なと思っていたんですが、今、とっても納得しています。△月×日にお会いするときにこの手紙をもっていきます。

数日たってまた不安な母です。時間のことで叱ってしまいそうな、この点については先生（母親の担当カウンセラー）に聞いて頂くつもりです。

P.S. 翌日、私は気がつきました。四年前のカウンセリングを通して私は夫に対してありのままの自分でいられるようになりました。そして、いま、C子の母としてもありのままの姿でいられるようになった気がします。今回はC子が変わったことで母をも変えました。深い人間関係は互い互いにしっかりと綾を織っていること、自分でも知らない心（C子の表現）同士が綾を織っていることをまた実感しています。……カウンセリングに通えることが嬉しいです。C子は『井上先生には話さないんだけれど、知らない心と知らない心でちゃんと話している気がするの。だから、井上先生のところへ行くとすごく元気がでるの』と申しました。

＊第七回目の帰り道、C子は風邪で休んでいるVちゃんのことを『お休みだといいなぁ。ほかの子と遊ぶの楽しい。まえは、楽しくしようと思うだけでうまくいかなかったけど、いまは気楽で、気楽で、おもしろいの』と母親に言った。

セッション8――四年生（一学期）四月下旬

昼間、母親が相談所にわたくし宛ての手紙をもってくる。手紙には、ピアノに関して自分に助言してほしいとあり、「だいじょうぶ、必ず弾くようになりますョ」と言ってほしい!!のであります、と締めくくられていた。

ところが夕方の面接時間に来所しないので電話をすると、母親は時間を間違えていたことに気づく。〈いまからいらしても五分くらいしかお話できませんが〉と申し上げたが、タクシーを飛ばして来所。わたくしは面接室でC子の頬を両手で挟んで、内緒話のように宿題をだす。〈なぁんでも、楽なほう、とってね〉『うん』、五分で終了。

母親は時間について謝られたあと「C子はもう、ピアノはだめでしょうか」と問う。わたくしは〈資質が向いていれば、ほっておいてもやりたくなるでしょう。そうでなければ、やらないでしょう。それを見極めて決める力を、あの子はもっていると思いますよ〉と言い、そのときなぜか連想した、わたくしの家の紫陽花の話をつけ加えた。

その紫陽花は、わたくしが水を遣るのを忘れたためドライフラワーのように枯れてしまい、もうだめかと思ったが、水を遣ったら、驚いたことに再びブルーの花が満開になった。そして枯れる前に比べて、花びらのブルーになんともいえない深みがでていた。ただよく見ると、どの花びらにも小さな茶色い傷ができていて、まったく昔と同じには戻れないんだと思ったが、その生命力に感動した、と、伝えた。

すると母親は「どうして井上先生はそういうことがお話しになれるのですか」と感嘆のまなざしを向けた。そこで、〈お母さんの資質は何に向いていらっしゃるようですか？　何をしていらっしゃるとき、楽しいですか？　からだの底から楽しい、気持ちいいという感じがこみあげてくるものが、資質の向いてることなんですけれど〉と言った。すると母親は「あぁ」と言って、そのときはじめて母親のなかに一瞬、ビロードのような静寂の時間が流れた、とわたくしには感じられた。「やっぱり、井上先生がいい。わたくしもお願いできませんか」と憧憬のまなざしを向けられたので、〈先生（母親担当カウンセラー）は、お母さんのお父様にどことなく似ていらっしゃるのでしょうか？〉と問うと、彼女は本当に驚いて「井上先生はときどき不思議なことをおっしゃいます」と言われた。驚いた一瞬の母親の面差しに、父親とやりあった娘の、母親への甘えが、かすかによぎった感じがあった。

最後に、「お天気のいい日は、おにぎりをにぎって緑の多い自然のなかに行くのが、C子は好きですけど、夕方になると暗くなる」と言うので、〈おふたりとも頭がいいから、どうしても、人間としての自然な部分が発揮できずにいるんでしょうね。頭をお休みしてみるといいですね〉と応えた。

四年生（一学期）四月下旬

＊昨年五月頃から担任に失望し決してこころを開かなかったC子が、『友だち関係のことを先生に相談してみようかな』と言った。それはこの日、担任が「四年○組を不満に思っている人がいて当たり前。どんなことを不満に思っているか話してほしい」と言ったためであった。

後日、担任より母親へ「Cちゃんに教えられた。自分はいつも明るく頑張っていないといけないと思っていたが、それでは疲れる子もいるんだなと。家ではクヨクヨ悩むけどそれを見せてはいけないと思ってきた。そういう思いをいちばんわかってくれるのはCちゃんだと思った」という電話があった。

四年生（一学期）五月上旬

＊『いまはピアノも、作文も、井上先生も、楽しくないの。お友だちと何人かで遊ぶのがすっごく楽しいの。近所の男の子と何人かで遊ぶのも。新しいグループの友だちと遊んだり。Vちゃんのことも気にならなくなったの』と母親に言った。翌日は、入学以来初めて楽しみにした遠足だった。そして『お友だちとのこと、今日はうまくいくの』と言って出掛け、『楽しかった』と帰宅した。

セッション9 ── 四年生（一学期）五月上旬

卓球のめちゃくちゃ打ちのあと、試合。一度わたくしが勝つが、『ムーっ』と言いながら受け入れる。つづけてバスケットをしてヘトヘトになり、休み時間をとる。

大きなブロックに並んで腰掛けて足をブラブラさせる。そしてふたりで天井をむいて、C子がもってきた長ぁいグミを口のなかに垂らしてムシャムシャしながら、わたくしは久々に当初の「友だち関係」を聞いてみる。『思い出したくない。ここに来ているだけで楽しい。でも、席替えはして楽しい。みんなとやっていけるようになったよ』〈ほぅ、どんな工夫したの？〉『あの子（Vちゃんを獲りそうな子）と話した』〈何を？〉『ないしょ』〈そっか、うん〉。

座って絵を描く。『暑いー』と言うので扇いであげるとC子は、目は半眼、口をぽかっと開けて、気持ちよさそうにして、しばらく赤ちゃんになる。〔息が安らかだなぁ、よかった〕とわたくしも思いながら、〔甘えというのは、甘えてるという感覚すらないときに、甘えになるんだなぁ〕とぼんやり感じていた。しばらくすると『きょう遠足だったんだ』と言いながら、シガレット（ラムネ）の袋を一生懸命あけて『先生にあげたい。おいしくて』と渡してくれる。ふたりでマフィアのようにかっこよく、ラムネ煙草をすう。そのあとC子はハムスターのぬり絵をつくり、わたくしの子どもに、とプレゼントしてくれる。

＊セッション9のあと帰宅すると、『ピアノ、やだな』と顔が曇る。母親は「楽なほうでいいんでしょ。ママは、あなたの問題だからあなたが決めるのだと思う。どうしてもいやなら、そのまま（ピアノの）先生に伝えればいいじゃない」と言った。母親は不思議と、本心からC子に任せられた。「井上先生が〈本人が決めるでしょう〉とおっしゃったからです。その夜、C子が『胸が苦しい』と言ったが、自分はオロオロしなかった」と記録されていた。

＊五月の連休、家族旅行に行くがC子は暗く、頭痛・疲労感・吐き気を訴える。その夜『あした、行きたくない。本当は行きたくなかった。そのほうが楽なのに。井上先生の宿題なのに、できない』と言う。翌日帰宅して『本当は行きたくなかった』「ママが行きたそうにしてたから？」『ウン。だってママが喜んでいて、大好きだから。……ママがいけなかったんじゃないの。わたしが自分でママのロボットになってたの。でもロボットっていうのとは、ちょっとちがうよ』『夏の旅行も行きたくない』とC子ははっきりと意思表示をした。父親は感情的になるほどがっかりしたが、母親は旅行中、スタンプラリーや鯉の餌やりを喜ぶC子を見て、C子がやっと自分らしさを取り戻したと思い、とても安堵した。これまで母親の望むように自分をがんばって合わせて生きてきたんだな、とわかった。母親は夫に「……結局、私とあなたは、娘に捨てられたのよ。こうしてどんどん捨てられて、二人の生活になるのよ」と言った。

＊連休明け前日、『早く明日にならないかな。学校に行きたくて、行きたくて』と言い、翌日、下校後、Vちゃんの都合がわるく遊べなくなるが、C子は一人で近くの児童館に行き、同じクラスだがいままで交流のなかった子と遊び、帰宅して『楽しかった』と言った。Vちゃんと遊べないときに児童館に行くなど、まったく初めてのことである。

その翌日、遊んで帰宅後、マンガを読みふける。『なにか違うのよね。なにかやりたいの。でも、なにをしたいのかわからないの。たまごっちかな』。

次の日も、『なにかしたいのよ。でも、なにしたいのかな。なんか、こう、きちんとっていうか、なにかしたいの』。

その夜、C子は母親に話した。『(担任の)先生のこと、大好きになった。「旅行のお土産、職員室の机の上に飾っているのよ」って、今日おっしゃったの。すごくうれしかった。先生、Vちゃんのこと何度も授業中にさすのは変わらないの。でも、まえだったら「ひいきしてる!」ってムカッときたけど、いまは違う。「先生の位置からはVちゃん、よく見えるのかな」って。っていうか、「ま、いいやっ」て思うの。それに前は、Vちゃんがほかの子と遊ぶとすっごく嫌だった。気になって気になって。「とられる」って思ったけど、いまはちっとも思わないの。いまは、ほかの子ともいっしょに遊んでも、すごく楽しい』。

セッション10 ―― 四年生(一学期)五月上旬

プレイルームがとれず、狭い面接室に入る。

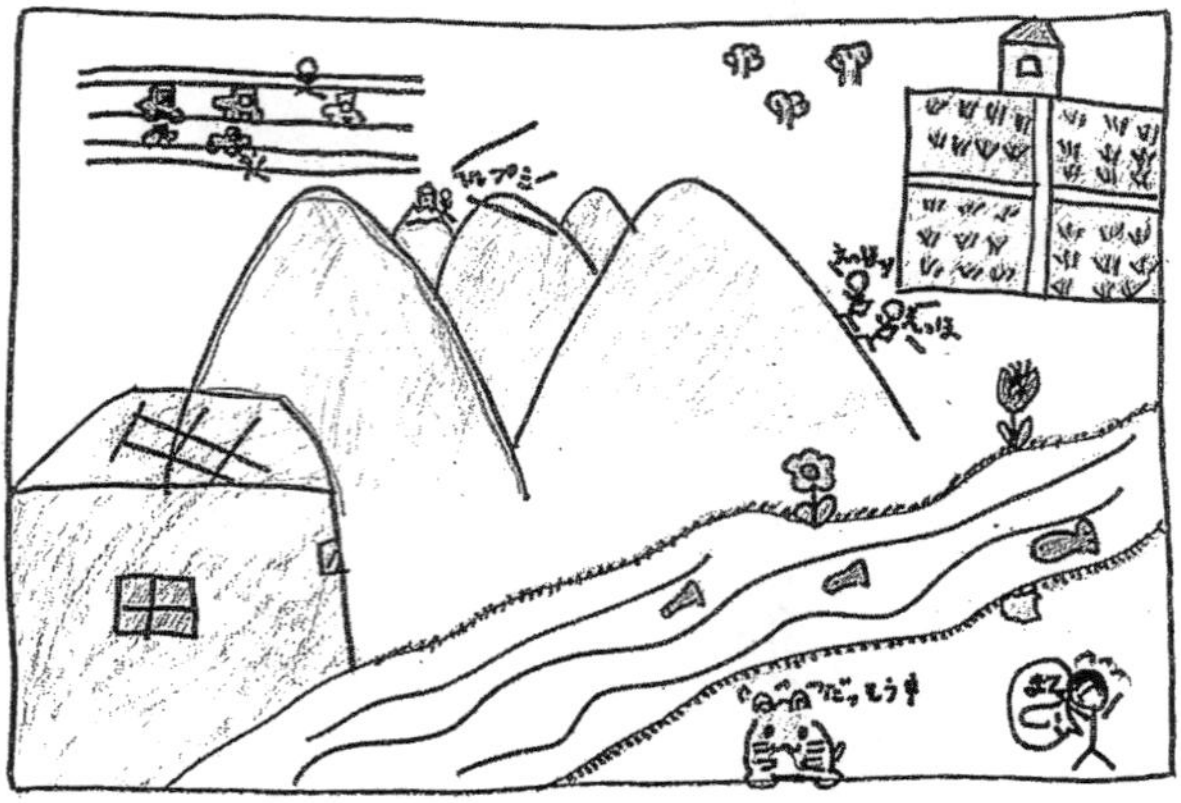

風景構成法

〈こういうときに絵かいてもらおうかな〉『うん！』。

風景構成法を実施。終始、楽しそうに描く。ただし、川の両側の小石を描くときは真剣で、描き終わると、溜め息をついた。

季節は春で時間は昼間。左上の道路は五線譜で、車が音符か？　その近くで「ヘルプ・ミー」と叫んでいる小学校六年生の男の子。富士山に登ったが怖くて降りられないのだという。右の山を「えっほ」と登山しているのは担任の先生とその夫。右下ではハムスターが脱走中で、九歳の男の子が追いかけてきた。

帰り際、『ボーッとしてんの。眠い』と言って、しばらく机にうつぶせになる。

四年生（一学期）五月中旬

＊夕方、ピアノに向かい、弾く。そのあとC子はこう言った。『ママがすごく真剣になりすぎて、かわせなくなって、そのこと思い出すだけで、ピアノ見るのもいやになった。』『全力で走っているときに急に立ち止まると、ハーハーすっごく苦しいじゃん。なんで立ち止まっちゃったのかな。ずーっと走りつづけていたかった。そしたら、そのままゴールまで行けたのに。「つまずいたら、もしかしてピアノやめるのかな」っ

て、わからなくなっていた。……でも、いまは絶対やめない。五才からずーっとやってきたのに、やめちゃったら、これまでの努力が水の泡じゃない。水の泡をしゃぼん玉にして空高く飛ばしたいの。いまね、泡がこわれかけたの。それをていねいに、ていねいにボンドで直しているの。しゃぼん玉は、ほんもののピアニスト。二十年とか三十年とかかかるけどね』。そして作品11の詩を書きあげた。

作品11《水のあわからしゃぼんだよ》――四年生（一学期）五月中旬

ゆめは　みんな　水のあわ
それを　自分で育てるの
だけど　と中で　しっぱいする人も　いるんだよ
水のあわを　育てると　りっぱなしゃぼん玉になるんだよ
一ばんさいしょに　大空にまい上がらせるのは　だあれ？
あ！　しゃぼん玉が　空を泳いでる。
だれの　しゃぼん玉かな？
きみの？　きみの？

C子による註――☆水の泡とは、やったことがだいなしになる水の泡ではありません

＊そして見るのもいやだったピアノが、『大嫌い』から『嫌い』のあいだに変わった。

やっと「自分で育て」始められたようだ。わたくしは、しゃぼん玉に乗ってC子も空に舞い上がったようなイメージをもった。

夢四――作品11を書いた夜

＊暗い暗い洞窟のなかにいたの。そっと出ていかないと、途中にこわいけものとかいるかもしれないでしょ。だからそっと、そっと動くの。とっても気をつけながら。洞窟の外はすっごくきれいなお花畑なの。明るくていろいろなお花がたーくさん咲いていて、そこにはピアノの先生やWちゃん（C子がその音色に憧れてピアノを始めるきっかけになった、第六回目のあと手紙をくれた中学生のお姉さん）がいるの。待っていてくれるの。ママはお花畑じゃなくて洞窟のなか、わたしといっしょにいてくれるの。パパは洞窟とお花畑のあいだ、暗い洞窟はわたしたち二人にまかせて、明るくなった頃からいてくれるっていう感じ。外に出たらパパもいっしょにいてくれるの。

暗くて怖い洞窟のなかでいっしょにいてくれるお母さんが描かれ、母親のポジティヴな部分に光があてられるようになってきた。

セッション11――四年生（二学期）五月下旬

卓球、練習めちゃくちゃ打ち。二試合ともC子の勝ち。ひどく暑いのでわたくしがロングのタイトスカートを両手でたくし上げながらピンポン球を拾いに走ると、『足、太ぁい。でぶぅ』〈うそー。百万ドルの脚線美って言われてんだぞー〉『腿が太いんだよー』〈ぐっ、バレたか。ねえ、腕も太い？〉『うぅん、そうでもない』〈よーし〉『ああ、パンツめーた』と床に突っぷして、転げ回って大笑い。もう笑いがぜんぜん止まらない。C子は卓球台を挟んで左右からアコーディオンカーテンを閉める。そして球を打つ、カーテンの裏に隠れる、そっと覗く、をいたずらっぽく何度も、何度も、楽しそうに繰り返した。

わたくしはこれを見て、そろそろ「うさぎ穴の見張り番」の役目が終わりに近づいたことを感じとり、分離の準備を始めることにした。

セッション12 —— 四年生（一学期）五月下旬

C子は卓球の腕を上げている。友だちと児童館に行って練習したという。当初の訴え「友だち関係」の最近の様子を尋ねると『Vちゃんのことはちょっと待ってて。あの子（Vちゃんを獲りそうだった子）とは話し合って、嫌いなところもあるけど好きなところもある。だいたいうまくいってるけど、ちょっと下手なところもある』と言う。

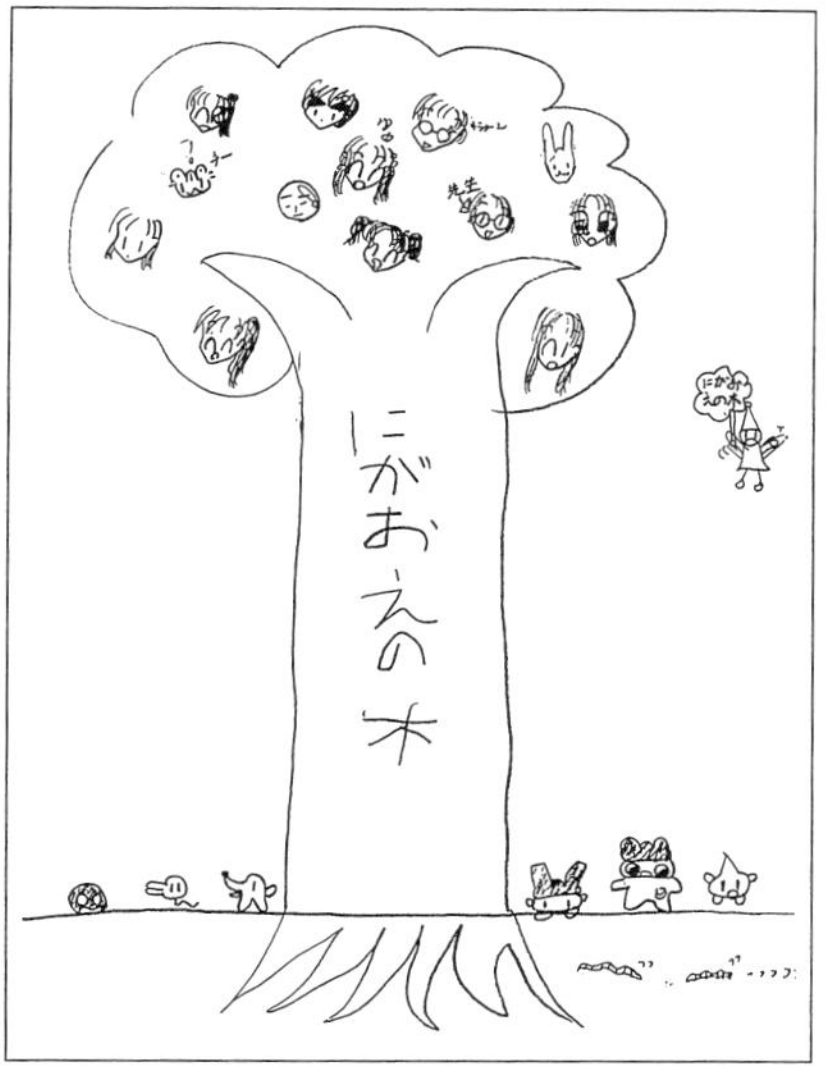

樹木画②

そこでわたくしは〈卓球と同じだね。卓球うまくなるのといっしょに、友だちづきあい、上手くなったなぁー〉……〈ひとりでやってけるよ。キラキラしてるもん〉と、カウンセリングの中断を提案した。

C子は『またすぐ来るよ。問題探してすぐ来るよ』と言う。そして（トントンと卓球台にラケットを当てて）『裁判を行います』『井上信子の死刑を行います』。

試合は一五‐三でC子の勝ち。

樹木画を描いてもらう。一回目のリンゴの実が、大切な人たちの似顔絵になった。楽しいところと少し無理しているところがありそうな感じがした。

この日遊んだのは大プレイルームだったが、そこはC子の面接のあと、毎週おお人数の会議が予定されていた。その人たちに向けてC子とわたくしは、いたずらを試みた。部屋に入ったすぐ目の前に小さな机を、その上に本物そっくりの夏みかんを置き「どうぞお召し上がり下さい」と書いた紙。みかんを持ち上げると「うそぴょ〜ん」と書いた字が出てくるという仕掛けである。

ふたりでなに食わぬ顔をして、待っている人たちの前を通り過ぎ、角をまがったところで思い切り吹き出したあと、わたくしはC子に〈いつでも戻ってきていい。でも、できるところまで自分でやってごらん、もうCには、それだけの力はあるよ〉と伝え、今回のカウンセリングを中断にした。

カウンセリング中断後

四年生（一学期）六月中旬

＊下痢と発熱があったが、回復すると『暇だな。そうだ、作文に行ってくる』と出掛けて、作文をつぎつぎに書いた。そのなかから四つを選び、作品12－15として後述する。

四年生（一学期）七月初旬

母親が面接を希望された。

母親はわたくしとのカウンセリングでC子がここに来るたびに確実にステップアップしていくのがわかった、という。そして母親は、今回のC子のカウンセリングで印象に残っていることがふたつあった、ひとつは「井上先生になにも話さないの？」とC子に尋ねたとき『井上さんは、なにも言わなくても、全部わかってくれてるの』と言ったこと、いまひとつはわたくしが話した「紫陽花の花」のエピソードであるという。具体的には、C子のピアノの音色がすべて変わった。体重を一本一本の指にかけて、乗せて落とすことができるようになって、音が澄んできた。「どうしてそんなことが井上先生にはわかったのでしょうか（紫陽花の話がこの現象を予見していたという意味）」と問う。ピアノはさせたかったけれど、日本の教育状況から外れる勇気がなかったので、時間の管理をしすぎた。自分もそのなかで頑張ってきたことに気がついた。いまは自然にふれたり友だちとの遊ぶ時間も気をつけて親がつくらないとだめな時代なのに、自分が教育的だったかもしれない。虐待は誰にでも起こる可能性がある。自分はあの子ばかり見ているからいけない。

生まれたときから母乳にこだわって、離乳にこだわって、形が違ってもいつも何かにこだわってきた。ドラマチックなのが好きなのかなぁ。兄弟は世間の常識から外れていて（二人とも芸術家）まともなのは私だけなのに、いつもクヨクヨしているのが不思議だと言われてきた。長いあいだ、主人の要求している姿になろうとしていて、井上先生に会って、それを脱ぐのが大変だった。でも、おばさんになってきて、ずうずうしく、いい加減になった。いま、お料理を教えに行っている。こんな自分にもありがとうと言ってくださるからうれしいし、好きなことだから楽しい。

〈いよいよ資質の開花ですね、お母さんも〉「あぁ、料理を勉強しにフランスに行っていたことがあるんです。また行きたいなと思って」〈わぁ、すてき。Cちゃんもそういうママが好きでしょ〉「えぇ、きっと、そうですね」と言って笑顔になる。

今日、学校にC子を迎えに行ったら、ほかの友だちが何人も「Cちゃん」って声をかけてくれた。前は誰も声をかけてくれなかった。

「私がC子にしたことは、よかったんでしょうか……」

わたくしは、〈お母さんは、Cちゃんの小さいときから、自然や、芸術や、人の環境を整えて、結果的に「ほんもの」だけにふれさせせたと思うんです。どこでしたかしら、外国で海を見ていたとき、音楽が聴こえてきて、そのあとCちゃんの音楽の聴きかたが変わってきたとおっしゃっていたでしょう。そういうことがあの子のなかに「真・善・美」の究極の価値に対する感性を培ったんだとわたしは感じています。でもそれは、ピアノだけの問題じゃないでしょう。あの子はこれからの人生、ほんものだけを嗅ぎ分けて、お母さんのように、ね、こころ豊かに育ち、自分だけの花を咲かせると思いますよ。たとえ枯れることがあっても、いっそう美しくよみがえる花をね。子どもが自分で自分を支え、抱き締める力を育むこと。それが、親が子どもに残せる最大の精神的な財産ではないですか?〉と伝えた。

しかし、ずっと涙を潤ませている母親を見て、わたくしは〔いまはまだ、肩が、か細いな〕と感じていた。

作品12《がまんとは?》——四年生(一学期)七月中旬

がまんで、人間は、しばられていると思う。そのがまんからのがれるためには、何かに集中することだと思う。何か、ほかの、自分にとってのとってもしあわせな世界に入ると、いいと思う。たとえば、自分のおきにいりの、本をよんで、その、世界に、はいって、その、がまんを、わすれられる。あと、人間の人生、「がまん」で、かたまっているのではないでしょうか。

母親からお礼と近況報告の電話があった。

C子は『学校のCをいちばんよく見ていてくれるのは先生。夏休み、先生にお手紙書こうかな。人って長くつきあっていくといい所も見えてくる。よくわかってくる。二年生のときの先生も、もう一年あればよかったのになぁ』と言い、対教師関係も良好である。またその後『Vちゃんとはベタベタの関係じゃなくて、普通のお友だちになれそう。特定の～ちゃんを作らないほうがよいと思う』と、友人関係が広がり、楽しく上手に時間をつくって遊んでいる。さらに、母親がC子に対してどんな出方をしても、C子は自分で選択したり、母親をはね飛ばしたりするようになった。ピアノもぐんぐん伸びて楽しそう、とのこと。

そして、〈ピアノの○○先生は教育者としてもなかなかの方のようだ〉とわたくしが言ったことに話題が及んだ。そこで、〈実はわたしはスーパーヴァイザーから、こういう優れた子には、その子を理解できる優れた大人を、そのそばに適切に配置してあげるように（神田橋　一九××年）と言われていて、ピアノの先生のC子の導き方を聞いて「優れた大人」だと判断したので、そうお伝えした〉と説明した。すると母親は驚いて、「作文の先生も、二十歳までに本物のおとな三人に会わせてあげてほしい、と、同じことをおっしゃっていたんです。それをC子に伝えたら、『わたし、もう三人に会っちゃってるもんね。ピアノの○○先生、作文の△△先生と、井上先生だもんねぇ』と言っていたんです」と話してくれた。

この頃、C子はつぎのような作文を綴っていた。

作品13《命の火》── 四年生（夏休み）七月下旬

「火」とは、命である。その「命の火」を、ともすマッチ。人間は、かなしい時、つらい時、くるしい時に、マッチをけずりとってしまう。「マッチをする」ということは、自分をけずりとることである。おおげさに言うと、「じさつ」を、するのと、同じことを、しているのだと、思う。ただ、火が、なくなっていって（自分をけずりとっていって）心の中で、じさつする人と、人から、見えるような、ところでする人と二種類（?）の人が、いるからだ。「マッチうりの少女」が、もし、自分の、命のマッチを、けずりさえしなければ……。きっと、しんでは、いないと思う。……そして、（少女は）自分から、しんでいったのです。

作品14《自由》── 四年生（夏休み）七月下旬

自由とは、えらぶこと。……人の人生は「えらぶ」ということがかたまってできたもの。……もしも、「えらぶ」ということが、このよに、ないのだったら、人間（動物）は、何をしているのだろう。……「どこであそぶか」「いつあそぶか」「何時に、あそぶか」。そういうことを、えらばなければならない。友だち、きょうだい、親……は、自分にあった人がなっていくのではないでしょうか。また、ぎゃくに、友だち、きょうだい、おやから見れば、自分に、あっている人がなる。つまり、パズルのような物だ。たとえば、○ちゃんの、友だちには、私が、あう。私には、○ちゃんがあう。と、いうように、自分に、あうような人と、くめる。自由とは、えらぶ！　えらぶとは、自由！

作品15《「社会」という箱》── 四年生（夏休み）八月上旬

私たちは、「社会」という箱にしばられている。……人は、みえない、箱に入っているのです。世界中、さがしたって、一人も、箱に、入っていない人は、いない。けれど、いくら見たくても、その箱は、だれ──にも、みえない。

人は、みんな、その、箱の中の自由で、まんぞくしてしまっている。それは、どうしてかというと、その、箱の中の、自由しか、しらないからで、ある。もし、箱の、「外の、自由」という、物を、しっていたら、きっと、「出たい」と、思うであろう。だって、箱の外に出れば、自分の、やりたいほうだい。人は、みんな、しばられている。「自由」というのは、「えらぶこと」。けれどえらぶこと以外の、自由とは、ないのでしょうか。……けれど、外に、出ても、自由に、なれるのでしょうか。

四年生（夏休み）八月上旬

＊夜、プールからの帰り道。『詩が浮かんできちゃった。ちょっと長いの』と言い、家に着くと原稿用紙に向かい一気に書いた（作品16）。

作品16《風の旅》――四年生（夏休み）八月上旬

風が野原に　やってきた　小鳥や、お花の　おしゃべりはこびに……
こんどの用は　何かしら？「お花のたねをはこびにきた」と風はいう
風が、ピューッと　一ふきすれば　小さいたねが　飛びまわる
そして時が　たつにつれ　芽が出て、ふくらんで
そして、最後に　花がさく
風はどこを　旅しているの？
いい物あれば　持ってきて
たねがあれば　家まで　はこんできて

おしゃべりきいたら　私にきかせて
風はいろいろ　旅してる
風と友だち　なりたいな　自然と友だち　なりたいな

C子による解説 ―― 風はいろんな物をはこんでくれる。こううん、きんうん、わるいうん。風が強くふくほど時間は、すぎていく。ただ、人間は、『とけい』という物で、しばられているので、わからない。きっと、動物なら、わかるだろう。とけいで、しばられて、いないのだから。風はにおいをはこび、……そして、しあわせを運ぶ。世の中にある物は、全部、風が、はこんだのだ。風は、えらいと思う。

その後のC子の変化は、母親がつぎのように電話で知らせてくれた。

四年生の夏休み明け頃、C子は、嫌いだったファミリー・レストランへ自分から『行ってみたい。嫌いだったものも食べられそうな気がするの。お友だちも同じ』と言い、偏食がかなりの程度改善された。そして二学期頃、きっかけは思いだせないけれど、Vちゃんと仲よしになった。

その翌年の母親からの年賀状には「C子はつきぬけたように明るくなり、家族は心から笑いあえるようになりました」とあった。そして母親は夫に対して自分の要求を通すほどに強くなり、「なんか気が楽な感じになってきて、C子の記録もとらなくなった」。そんなある日、夫は彼女に「僕のこともよろしくお願いします」と伝え、和やかな愛情宣言があった。

二年後、Cちゃんの成長過程を将来、論文に作成し公表することをお願いしたところ、ご快諾を頂き、署名を得るためにお会いした。そのとき母親はつぎのような話をされた。

「自分は時間の管理をしなくなり、いい加減になってしまい、夫に何でも言ってしまっている。C子が十歳のとき、自分の世代の価値観を伝え切ったと感じた。いま、料理学校で教えていて、ひとりひとりに生まれてきた役割があるんだな、と思うようになった。見習いの先生が悩んでいることも、それ自体が、先生になったときの指導に生きると思う。」

「C子は『悩みがないと作文かけないのよねぇ』と言って、作文教室は中断している。そして自分から受験を希望して塾へ行くことにした。『勉強っておもしろいね。大好き！　知らないことがわかるって、ワクワクする』と、勉強にも全力投球している。さらに、塾で素晴らしい先生との出会いがあり、中学選びは『社会科で質の高い授業ができる先生のいる学校がいい。それに日本書記や古事記を読んでみたいの。だから、昔のことばをきちんと教えてくれる先生のいる学校がいい』。それから、入試問題を自分で吟味して『論述問題を出す学校は、入ってからも考えることを大事にすると思うから、論述式の学校を受ける』ことに決め、他校を薦める父親を、C子と自分で説得した」。

「勉強だけでなく、スポーツ大会にも熱を押して出場し、個人優勝を果たした。ピアノは中学に入ったら再開する」。

「一方Vちゃんも自分の道でもう世界を目標とする位置について、ふたりは、励ましあい、結果を一番に知らせあう親友になっている。しかしC子には、友だちにNOと言って対等に自己主張し喧嘩をする力はまだ育っていない」。

C子はわたくしに会えなかったのでファックスをくれた。そこには『Vちゃん以外では唯ひとり、ふつうの自分でいられる人がいるけど、ほかの子には、仮面をかぶって演技している感じです』とあった。

いい意味で自分を壊す他者といかに出会って行くか、がC子のつぎのテーマとなることは、樹木画②に示唆されていた。だが、作品10にも「けど、強くもないと、ダメ。言いたいことも言えないと、こまる」とあるように、C子はすでに、いまの他者関係を突破する潜在力と、他者関係がそれ自体素敵なのだという感性を持っているとわたくしは感じた。

翌春、C子は希望の中学への合格を果たした。入試の面接で自分の長所を問われたのに対してC子は『いろんなお友だちと仲よくできるようになったことです』と答えている。そして入学後は、急いで友だちをつくることはせず慎重に時機を待ち、友だちの悪口に同調しない「和して同ぜず」の仲間を選ぶことを決めた。こうして、納得のゆく楽しい学校生活を送っている。

また、C子の「言葉の資質」は以前にも増して花開き、それを高い感度で感受してくれる教師との出会いをも引き寄せている。

そして母親は、C子が『いまの自分が大好き。アイ・ラブ・ミーなの』と言うのを聞いて（中学校一年生の五月）、こころから感動し安堵したことを知らせてくれた。

考察

九‐十歳の節目 ―― 小学校中学年の発達的特徴

「九歳の壁」論は、一九六〇年代に萩原〔一九六四年〕が「ろう教育」の現場実践に基づいて提唱したのが発端である。それは「聴覚障害児は知的な欠陥がないにもかかわらず九歳で知的発達が停滞する」という発見であった。

その後一九七〇年代には、この壁が障害児だけでなく健常児のつまずきや学力差にもあてはまり〔村井一九七六年〕、その原因はピアジェ理論の「具体的思考から十歳段階での抽象的思考への移行、すなわち現象の表面的な変化にとらわれずものごとの本質を見抜き、全体を矛盾なくとらえ、かつ構成する思考力の達成」でつまずくためと考えられた。

しかし加藤〔一九七八年〕は、九‐十歳頃は単に思考の質的転換期にとどまらず精神発達全般にかかわる、子どもたちの「内面的な飛躍」の時期であり「おとなたちを乗り越える」時期である、との考えを示した。また菅沼〔一九八一・一九八九年〕も美術教育の側面から、その考えを支持する見解を明らかにしている。いわく、九歳は「知っているがごとく描く」主観的時代から「見た通りに描く」客観的時代へと飛躍する質的転換期であり、この一見矛盾する抽象思考と写実主義は「具体物にたいするかかわりを深めつつ、そこに普遍性をみつけようとする」ことから深くつながっている。そして十歳になると子どもたちの作品に「自分を含めた対象を第三者の視点でとらえた描写がみられる」として、精神発達の中核となる自我分裂の可能性を示唆している。さらに菅沼〔一九八九年〕は、この時代の子どもに「生涯のうちで最も真剣に、表現の方法を探求する姿」をみている。小倉〔一九九六年〕も「小学校三－四年生は極めて思索的、哲学的、……宇宙的、超越的な思考をめぐらす時」で、人がその人生でもっとも哲学的存在になる時期であると指摘している。

これらの精神作用には、「新たに拓けてきた抽象思考の世界を表現したい」という、子どもの内部から突き上げてくる欲求が原動力となっていることが推測できよう。

しかし飛躍があるということは、そこに質的断層があるということであり、九－十歳は、精神発達全般にわたる大きな危機でもある。

この年齢は小学校三－四年生にあたるが、これらの学年では算数の教科内容として分数・少数などの単元が配置されている。ある児童たちは抽象能力の不達成や遅れから、このような内容が理解困難であり、学力の落ち込みが始まる。そのつまずきは、成績中心主義の学校場面においては、いじめ・孤立・相手にされない、などの経験につながる可能性があり、この時期に発達しつつある自己認識の志向もあいまって、学級集団内での低い自己の位置・低い自己価値を認識させられ、ますますやる気をなくし、無気力化するか、暴力や反社会的行動に捌け口を求めることになりかねない。ちなみに秋葉〔一九八一年〕は「非行は九－十歳の越え方が原因である」と断定している。

さらに小倉〔一九九六年〕は、この頃の「自分」と成人の「自分」には人としての一貫性があり、基本的には相違がないのが普通である、との考えを示している。「自己価値観〔自尊心〕」に関する縦断研究〔井上 一九八六・一九九二年〕はその傍証となろう。そこで明らかになったのは、「自尊心のありようは小学校五年生当初〔十歳〕

の段階で、すでに児童の内的世界で決定されており、自己評価（児童自身）と他者評価（担任と調査者）の一致している高い自尊心と低い自尊心は、児童期から青年期にかけての七年間、固定的で変わりにくい」こと、そして「とりわけ児童期に低い自尊心を獲得していた子どもたちは、年を追うごとに自己矮小感や無力感を増加させ、多少なりとも神経症的になる」ことであった。

この年齢の神経症に関しては、精神医学の領域から笠原（一九七六年）が、神経症症状の次元が行動から観念へと移動し、病像が発作性から慢性へ変化し始める臨界点が十歳であることを明らかにしている。さらに大井（一九七八年）は、メランコリー親和型の形成には九－十歳頃の「友だちと仲よくやっていこうという気持が強くなった」「勉強をしっかりしないと親に悪いと思い、一生懸命勉強するようになった」など、他者への配慮を意識し始める時期が学習要因として大きくかかわる、と述べている。また小倉（一九九六年）は、最も身近な他者である親への意識的な配慮が始まると同時に、三－四年生の子どもは「自分とはいったい何なのか」という問いを、「もらい子幻想」や「家出の幻想」として問うのであり、これは親子が別々の存在であるという認識である、と指摘している。

以上より〈九－十歳の節目〉の具体的内容は、①抽象思考への移行、②自我分裂による自己認識・自己評価の獲得、③他者への配慮の始まり、④親からの分離の第一段階、であると考えられる。そして、これらがひしめきあうように発達してくる精神的な力を背景にして、子どもたちは、⑤その年齢なりの「自分を問う」といえよう。さらに、この節目の越えかたが、一生を予見してしまう可能性も示唆される。

本章で紹介したC子の場合は、この節目にさしかかり明晰すぎるほどの認識力の発達的展開にともなって、未熟な自我に担いきれないほどの自己探索の課題をかかえることとなり、それを解決すべく、内界への旅に出立したものとわたくしには思われる。

つぎに、先の五つの視点を道標として、C子の成長過程を検討しよう。

C子の成長過程

成長の予感は、カウンセリング開始に先立つ作品1（六ヵ月前）と、夢一（二ヵ月前）に秘められている。C子は作品1において、ももたろうのいじめられの原因を、「村の人はももたろうのいいところはしらなくてわるいところしかしらない」ためであると理解し、「ももたろうは村の人となかよくなりたい」のだと気持を推し量っている。これは、精神世界を共有できる友だちを見いだせず、クラスでももたろうと同様にいじめられており、孤立感を抱いていたC子の自己像と重なっている（実態は、クラスのみんなが、C子から軽蔑されているように感じたせいではないか、とわたくしは推測している）。さらに「ももたろうはこころが強い」と感じとり、「最後はきっといじめられなくなってしあわせになれると思います」と、未来を切り拓いている。

こうして、ファンタジーのなかに入り込んでファンタジーを生きるC子の豊かな感受性が、創造的想像活動（守屋 一九八六年）の発現を可能にする。そして、ファンタジーの世界が生活のなかで躍動すると同時に、そこに現実世界の投影が始まっている。つまり、周囲の理解を得られないC子が、とりこめない他者となんとか「折り合い」をつけるというのが、当面の、具体的課題であることがここに予見されている。

さらに夢一では、「いままでは何でも話したかった母親にも内緒にしておきたい」と語られ、母親からの分離の兆しが窺われる。

① 抽象思考の展開

C子はなんなく抽象思考の壁を乗り越え、いくつもの抽象概念に関して、核心を突いた作文を表している。なかでも精神発達の点から注目すべきは、〈時間と他者と自由〉のテーマであるとわたくしは考える。

「時間に追われる」「縛られる」ということの本質は、他者との関係のテーマである。人間は自由な存在である。自分も他者も自由であるがゆえに、自由と自由がぶつかりあう。宇宙のなかでひとりなら自由なだけだが、他者がいて一緒に暮らし生きるからこそ、時間というものに縛りがでてくる。つまり、時間縛りの正体は「他者との自由の調整」である。このことをC子は無意識裡に察知している。

自由についての作品14のあとに描かれている社会のテーマ（作品15）では、「私たちは『社会』という箱にしばられている」と論じている。この場合の社会とは他者と同義であり、すなわち、自分を不自由にしているのは他者であるとC子はわかっている。だが彼女の論述はそこに止まっていない。最後には、社会という箱の「外に出ても自由になれるのでしょうか」と問い、砂漠にひとりでいても寂しい、他者がいるから豊かなのかもしれない、と感じとっている。そして、互いの自由が屹立せず、互いの自由が互いの喜びであるような、響きあう時間が成立することも、作品7で、うらしまにとっての竜宮城の時間として、無意識裡に展開していると言えなくもない。

しかも、実はこの抽象世界への飛翔が「ほかの子とも遊びたいと思っている」Vちゃんの自由を束縛している、という現実から出発していることに、わたくしは感嘆を覚える。

具体から抽象への能力の展開をC子はひたむきに生きたのである。

② 自我の分裂と、自己認識と自己評価の獲得

作品3には、C子の自我分裂の端緒が描かれている。「私は、自分でも、こころがせまいと思っています。そう思うとなんだかとっても、くらい、さみしい、きもちになってきます。今までは、そんなにかんがえていなかったからかもしれませんが、今がはじめてのような気がします。」

C子はクラスの女の子たちから批判されている自己を認識し、Vちゃんを独り占めしない級友の存在を前提として、Vちゃんに執着し、怒りっぽい自分との違いに気づき、自己批判意識が芽生えている。そこには、避け得ない問題に直面してなお、主我の期待どおりに行為しえないからだがあり、その行為の結果を評価して次々に、だめな自分の破片が客我のなかに送り込まれ、その結果「自分のことがだいっきらい」という自己嫌悪感に苛まれていた。

同時に「おこりんぼうのところ、すごくはげしいところを、うまくつかえば、ピアノにむいている」(作品3) ところや、こぶを魅力ととらえている (作品2) ところからして、自己の肯定的に評価すべき側面も客体化されていたことが救いではあるが、自己評価は危機的状態にあった。

③ 他者への配慮

C子は四年生五月の家族旅行中、暗い雰囲気で、頭痛・疲労感・吐き気を訴えている。そして「ほんとうは行きたくなかった」けれど「ママが喜んで大好きだから」という理由で同行した。しかしこの旅行はあくまでも、ピアノのストレス解消の文脈で計画されたものであり、旅そのものを楽しむものではなかった。C子は「私が自分でママのロボットになっていたの。でもロボットっていうのとはちょっと違うよ」と言っている。しかし実はこれはちょっとの違いではなく重要な違いである、とわかれば、吐き気・頭痛はなかった

かもしれない。自分が母親をケアしているのだと認識できれば、健全な疲労感が残るだけであったろう。

このように、C子の自己喪失の危機はいくたびもあった。自我の分裂とは、行為者としての自己を操作しうること、言い換えれば、仮面自己の提示を可能にすることも意味している。人はその仮面を、自己の資質と異なるにもかかわらず長くかぶりつづけねばならないとき、真の自己を失い、神経症への素地を備える。

ところがC子は、自由を欲してやまない自分の資質を殺して（ピアノに収斂する）すべてに合わせることをやめた。C子は母親への配慮よりも自分の道を選んだのである。

④ 親からの分離

生物体として、フィーリングを中心に母子がかかわっているとき、母親は内なる自然に沿って機能している。しかしC子の母親は、次々にピアノの課題を与え、レッスンごとの狙いを考え、すべての日常がピアノと生きる知恵の修得のためにあるような、緊張した精神状態であった。母親自身、C子のカウンセリング中断後、「管理をしすぎた。……日本の教育状況から外れる勇気がなかった」と述懐しているが、わたくしはそのとき、「存在の意味に飢えた人のまなざしは未来に向かう」（真木 一九八一年）ということばを連想した。母親は「いま」という時間を生きていなかったように思われたからである。

C子のみた夢三が母親のテーマと関連しているかもしれない。

三年生の三月下旬にみた夢三は「吸血鬼に血を吸われてドラキュラになった母親がC子を食べようとするが、C子が吸血鬼のもとを殺してママを救った」というものであった。C子の無意識は、「母親が自分をのみこむにはわけ（もと）がある」ということに気づいている。そして「母親をなんとか助けなきゃ」と思い、「もと」を殺したのである。これは、C子がそれまで自分の手に負えなかったものが手に負えるようになり、親とのかかわり方の質が変わってきたことを表している。

それにしても夢の一部には吸血鬼に「食べられたふたりめは女の人で、そのおなかを切っていたのが見えた」という表現があり、腹を切り裂かれ、腹わたを食べられるという、人間が人間を食べてしまう餓鬼道のテーマがさらに前代から展開されている可能性が示されている。依存する相手を食べてしまう、すさまじい依頼心である。もしかすると母親には乳児期飢餓感があったのかもしれない。

九‐十歳頃は、親からの分離の第一歩であり、子どもたちは基本的には親から離れて行く方向にあるのだが、さまざまなことを体験しつつ揺れながらそれらを受け止めている自分を、親にしっかり見守ってほしい時期でもある。その微妙な要求にC子の母親は適切に応えていた。

三年生（三学期）二月下旬、C子は、友だちとうまくいかないときは『ママといるときがいちばん楽しい』と母親に甘え、「ママが好きでいてあげるからね」という受容に安らぎを覚えている。母親はそうしてC子を抱えながらも、「(友だちが）あなたのよさをきっと気づいてくれるから」と、自立にむけて背中をそっと押していた。そして四年生の四月には、C子はもうママのマイナスのこころに『ひっぱられない気がするの』と言い、母親自身も、「母としてありのままでいられるようになり」「C子は自分でサインを出してC子自身がゆきやすくなれるように私を変えました」と語った。翌五月には、家族旅行先でC子が『本当は来たくなかった』と母親に伝え、母親は夫に「私とあなたは、娘に捨てられたのよ」と告げ、痛みに耐えた。

このあとC子は連休明け前日に、あんなに嫌だった学校に「行きたくて、行きたくて仕方なく」なり、このあとVちゃんへの執着から解放され、友だち関係も広がった。しかも、C子は「こまった時は、コウラのなかにはいっちゃえ」（作品10）というように、必要があれば友だち関係を捨てる、友達に関わらずひとりでいる世界の豊かさも知った。コウラを持ってがまん強さを得たのである。さらに担任との関係も変化して、先生の視点から自分とほかの友だちをみることができるようになった。

　これとほぼ同時期にわたくしも、ピアノや作文といっしょに『井上先生も楽しくないの』と、捨てられ始めていた。そして、四年生（一学期）五月下旬のセッション11で、C子はわたくしに『足、太ぉい。でぶぅ』のように、子どもが大人をちょっと傷つける、からかうという行動をとり、それ以前の「勝っちゃだめ！」の関係を変えようとしていた。そして、卓球台を挟むようにしてアコーディオン・カーテンを閉め、ポーンと打ってはいなくなり、自分の姿を隠す、そっと覗く、を繰り返した。この見えたり見えなかったりは「いないないばあ」のテーマである。そこにはC子の、つながりを確認しながら分離の不安に耐えていく姿が見受けられた。そしてわたくしは、当初の「友だち関係」のテーマも達成されたと判断し、セッション12でカウンセリングを中断した。

⑤自分とはなにか

　C子はVちゃんをまるで恋人のように求め、優しくされる夢（夢二）までみている。C子はVちゃんの良さを『目がすごくきれいなのと、深いところ。……輝いているところ』と言っていた。C子にとってVちゃんは「もうひとりの自分」であり、同時にモデルであったのかもしれない。VちゃんはC子と同じように自分の道を高いレベルで極めようとしているが、Vちゃんにあって自分にないもの、すなわち親子関係のなかで死にかけている「なにか」を探しに旅立たねばならないC子にとって、Vちゃんはその深さをわかってくれる唯一無二の相手であった。

　そしてふたりは、しゃべる魔法のハムスター、ぺぺを生き返らせるために命の水《いずみ》を求める大冒険に出立し、数々の危険をかいくぐってぺぺを見事に生き返らせた（作品9）。ぺぺはC子の「自由への意思」であるとわたくしは考える。やがてC子は作品11で、ピアニストへの夢を「自分で育て」始め、夢四で、長い長い洞窟から抜け出した。いまや、ピアノは違うものになった。押しつけられたものではなく、自分が選んだものになった。嫌いになることを許されて、本当に好きになったのである。

最後に樹木画テストの変化をみておこう。樹木画①は、幹が太くて安定しており、求めるものがたくさんあることがわかる。樹木画②は、樹冠のなかの一個一個が自分のことをわかってくれる他者の似顔絵である。樹木画①では左寄りであった樹が、中央になっている。根が少し動いている。しかし樹冠の他者は、自分のなかにとりこんだ、安定をこわさない他者、無害である限りの他者である。りんごではないが、りんごのような他者たちである。つまり、他者のテーマが「折り合い」の問題としてしか出てきていないのである。

C子の次なるテーマは、「他者も自由である」という感覚を身につけていくこと。さらに、とりこめないかもしれない他者、自分をいい意味で壊す他者へ向かって枝を伸ばしていくことであろう。じつはC子はもう、そのテーマの端緒についているとわたくしは思う。作品16は「風」がテーマである。風はどこから来るかわからない。C子は自分にとっていちばん大切なことが夏の日のプールの帰りに身体的にわかったのである。それは「自然性」のテーマ、すなわち大地のなかに根が張ることと、大気のなかに枝が伸びることである。枝を伸ばすには、どこから来るかわからない風が巻き起こす揺れを恐れない、大地に張った根が必要となるのである。

最後の詩〔作品16〕の「風と友だちなりたいな　自然と友だちなりたいな」という終わり方は、C子の場合、風という具体、自然という抽象を対応させた、単なるレトリックとはいえないのではないだろうか。自身の根のテーマをC子の「からだ」が直感していることの表れではないだろうか。それは、指一本一本に体重が乗せられるようになったというピアノ演奏の変化につながると思われるのである。

治療者の役割とアプローチ

治療者の役割

C子は面接室に来ると、学校のことを『思い出したくない。ここに来ているだけで楽しい』〔セッション9〕と言い、面接室を、学校とは別の、学校が消えている場所・時間とした。それはC子がみずから選び取った、自由な世界であった。C子が描き出す作文の世界はイメージを使った安らぎの世界である。カウンセリングの場はそれと同じ機能を果たした。そこには生身の人がいて、道具があって、かかわりがあって、行動があって、……本人の実生活にはない童話的な世界があった。

ただし逆の考察も成り立つ。学校を含む、現在の子どもたちの生かされている世界は、五感や実感でとらえられるリアリティの乏しい「ヴァーチャル・リアリティ」になっている。C子はわたくしとのリアリティのある世界から、ヴァーチャルな世界に戻っていったともいえる。

どちらがリアリティで、どちらがヴァーチャル・リアリティなのだろうか。現実とは何だろう。このふたつはずいぶんと異なる世界だ。C子がどちらかを、自分を支える確かなものとして選んだとき、誰がその判断を正しいとか正しくないと判断しうるであろうか。

カウンセラーのアプローチについて

このケースでは、治療者は箱庭の枠の外にいてクライエントを見守るのではなく、治療者自身が箱の中に入って人形や木や家になり、砂の働きもしたかもしれない〔神田橋 一九××〕。

カウンセラーのC子へのアプローチは、侵襲的であり危険である。それが許されるのは、クライエントの潜在的な力を歪めることがない程度の小さな侵襲であるときである。C子の場合はその潜在能力の豊かさと力強さのゆえに、カウンセラーが箱庭の中に侵襲したことによる有害性は少なかったのではないかと考える。しかもC子はそういう相手を欲しており、子どもではだめであり、対等な大人を必要としていた。カウンセラーの侵襲がC子の伸びやかな成長をねじまげていない証拠として、その後の変化のなかに、カウンセラーを象徴するようなもの、同一視・とりこみなどの影が見あたらないことをあげてよいであろう。

このような潜在的に豊かな成長力をもっている特異な子どもの心理治療は、「児童治療のなかで子どもの持っている資質がどのように機能し、治療者の役割がいかようであるか」についての総論的な考察に示唆を与え、カウンセリングにおけるクライエントの受け持つ役割と、カウンセラーのそれへの尊重と配慮がどうあるべきかについて考察するための、自然が与えた実験例といえよう。

小括

本章では、九歳の鋭敏な女児が〈九 - 十歳の節目〉に直面して、心身のバランスを崩しながらも深く自己の内的世界を問うたケースを、その過程で描いた作品とともに紹介した。そして若干の文献的研究から〈九 - 十歳の節目〉を整理し、つぎに、C子の成長過程を作文・絵・夢、治療者との遊びの内容から分析して、最後に「特異な資質のある子ども」の面接における治療者の役割とアプローチについて考察した。

ひとつの反省がある。

わたくしが拠って立つ対話精神療法は、「かわいい子には旅をさしょ」という思いの、治療者とクライエントのふたりでする独歩実験を奨励する（神田橋 一九九七年）。そこでわたくしは、A子に対しても「これだけよくなったのだから、次のテーマは、ここに来なくてもやれるのではないか」と考え、面接十二回で中断とした。しかしスーパーヴァイザーからは、終結というものは終結という新たなテーマである。中断というものは、ふたりのあいだに退屈の風が吹いてから提案し、実行するものである（神田橋 一九××年）という指摘を受けた。カウンセリング中断直後のC子の発熱と下痢は、中断が早すぎたためであり、わたくしの責任である。力不足をお詫びするとともに、「別れ」についてきめ細やかに考えていきたい。

C子の健闘をこころから祈るものである。

謝辞

公表のご快諾をいただきましたことに厚くお礼申し上げ、C子さんとともに人としての成長を懸命に求められたお母様に敬意を表し、わたくしにもかけがえのない気づきをくれたクライエントのC子さんに感謝し、この一文を捧げます。ありがとうございました。

引用文献

秋葉英則（一九八一年）『育ちあいの子育て』労働旬報社

萩原浅五郎（一九六四年）「今月の言葉」『ろう教育』19-7, 3.

井上信子（一九八六年）「児童の自尊心と失敗課題の対処との関連」『教育心理学研究』34-1, 10-19.
井上信子（一九九二年）「自己意識の形成」『現代の発達心理学』（藤永保編）有斐閣
神田橋條治（一九××年）スーパーヴィジョンのコメント
神田橋條治（一九九七年）『対話精神療法の初心者の手引き』花クリニック 神田橋研究会編
笠原　嘉（一九七六年）「今日の青年期精神病理像」『青年の精神病理』（笠原嘉・清水将之・伊藤克彦編）弘文堂
加藤直樹（一九七八年）『少年期の壁をこえる――九・十歳の節目を大切に』新日本出版
河合隼雄（一九九〇年）『〈うさぎ穴〉からの発信』マガジン・ハウス
真木悠介（一九八一年）『時間の比較社会学』岩波書店
森田伸子（一九九三年）『テクストの子ども』世織書房
守谷慶子・森万岐子・平崎慶明他（一九七二年）「児童の自己認識の発達」『教育心理学研究』20-4, 1-11.
守谷慶子（一九八二年）『心・からだ・ことば』ミネルヴァ書房
守谷慶子（一九九四年）『子どもとファンタジー』新曜社
村井潤一（一九七六年）「発達の障害」『心理学 五 発達』（岡本夏木編）有斐閣
小倉　清（一九九六年）『子どものこころ』慶応義塾大学出版会
大井正己（一九七八年）「前思春期および思春期のうつ病」『思春期の精神病理と治療』（中井久夫・山中康裕編）岩崎学術出版社
菅沼嘉弘（一九八一年）「たしかな手・巧みな手を――「九歳の節」の絵画表現と手しごと」『発達』8 ミネルヴァ書房
菅沼嘉弘（一九八九年）「小学校中学年の描画指導」『鳥取大学教育学部研究報告 教育科学』31, 103-111.
Sullivan, H.S., 1953.『精神医学は対人関係論である』（中井久夫ほか訳 一九九〇年）みすず書房

対話 その三

ふと思いついて、ミヒャエル・エンデの『はてしない物語』を書棚から抜き取り、末尾の数頁を開いて見た。

……「絶対にファンタージエンにいけない人間もいる。」コレアンダー氏はいった。「いけるけれども、そのまま向こうにいきっきりになってしまう人間もいる。それから、ファンタージエンにいって、またもどってくるものもいくらかいるんだな、きみのようにね。そして、そういう人たちが、両方の世界を健やかにするんだ。」……「ああ、幼ごころの君は、おれも知っている。……おれは別の名前をさしあげた。……ほんとうの物語は、みんなそれぞれはてしない物語なんだ。」……「ファンタージエンにいってもどってくるのは、本でだけじゃなくて、もっとほかのことでもできるんだ。」……「いいかい、ファンタージエンにいってきた、もの知りの年よりのいうことを、よく聞くんだよ！……きみはまた幼ごころの君にお会いすることができる。何度でも。そしてそれは、そのつど、はじめてで、しかも一度きりのことなのだよ。」

〔上田真而子・佐藤真理子訳　一九八二年　岩波書店〕

C子は希有な言語表現能力の持ち主である。内的体験の認知・把握は言語に大きく依存するので、C子が伝えてくる内的な体験世界は驚きを禁じえない豊かな世界である。しかし、井上さんは、そこから九歳児が通過すべき苦闘という普遍のテーマを読み取って援助を続ける。おそらく、同等の優れた資質をもつ九歳児体験を井上さんはもっていたので、共振れし易かったという事情もあろうが、ここではそう考えないことにしよう。

C子が描きだしてくれた苦闘の世界は、言語以前のフィーリングの水準では、多くの子どもが一様に通過しているのだろう。本など読んでいなくても、外見では「ボーッとしている」ときがしばしば、「神々と対話している」時間、ファンタージエンにいっている時間なのである。井上さんが考察している醸成の過程にとってファンタージエンの世界にゆき、そして帰ってくる体験が不可欠なのだろう。かつてその過程を経て、いまでも内なる「はてしない物語」としてその体験を保持している大人は、子どもと接しているとき自分の「はてしない物語」を引き出して、子どもと共振れすることができる。井上さんがそうである。だがファンタージエンの世界は常に危機に晒されている。自らのファンタージエン体験が引き出されることが妨げられ、共振れが妨げられる危険については、本章のC子の母親の葛藤として見事に描かれている。いまの外界に順応することや時間の奴隷となることがファンタージエンを危機に陥れる。だが母親はC子や井上さんの援助をえて、危機を回避しえた。

こんにちの子どもたちの示すさまざまな問題行動を、ファンタージエン体験をあらかじめ剝奪されていた個体が遅まきながらそこを通過しようともがいている姿として理解してみてはどうだろうか。いや、こんにちの大人たちが見せる問題行動すらそう理解できそうである。ファンタージエン世界の体験を内に持っている子どもは、大人になっても「また幼ごころの君にお会いすることができる。何度でも。そしてそれは、そのつど、はじめてで、しかも一度きりのこと」なのである。いつでも、ファンタージエンにいってもどってくることができる。そのためにかえって、現実認識能力が精錬されてゆく。ここに人の心の摩訶不思議な世界がある。言い換えると、摩訶不思議を持つ心は限りない粘りを発揮する。そのことをC子は見事に伝えてくれている。C子に教えてもらうことはまだまだもっと多い。

第四章　自己洞察から自己形成への過程に添う
——成人女性の訴えを手がかりに

若い人たちには、「自分の気持のなかにある自分と、外に現れている自分が一致していない」ことを悩む時期がしばしばある。一致していない自分を、裏表のある性格だと嫌悪したり、二重人格ではないかと疑って苦しむことも多い。しかしこれは「自分」という概念が育ってくるときの、実は順調な、普遍的な進み方なのかもしれない。

ここに紹介するのは、「生い立ちの哀しさ」に対し仮面をつけて対処せざるを得なかったひとりの成人女性が、仮面によるその場しのぎの人生に見切りをつけて、自分の人生における真なるものを求め始め、やがて仮面が実像になる生き方を見いだしていった過程である。

事例の概要

クライエント

Dさん・二十歳代・大学院生

主　訴

仮面の自分が苦しい

家族構成

父親・母親・弟・妹・本人、の五人家族。Dさんは遠隔地の看護大学を選び、入学と同時に実家を出て以来、家族と離れて暮らしている。父親は会社員だったが、仕事は肉体的にもきつく、かつ危険なものであり、さらに何度か倒産の憂き目にあった。母親は専業主婦で、父親の帰りをときに半狂乱になって待った。息子(弟)が生まれる前に「跡取りは早死にする」と予言されていたので、そのことにも怯えていた。幸い、彼は健康に育ち、会社勤めをしている。妹は早々と他家に嫁ぎ、独立した家計を営んでいる。きょうだい仲はとくに良いとも悪いともいえない。

生活歴

Dさんに幼児期から喘息があったので、いつも家を閉めていた。当時は社宅だったが、Dさんは元気になると外へ出て悪さをするので、近所から苦情がきて居づらくなり引っ越した。それを機に家を買ったが、その後、ローンを抱えているあいだに父親の会社の倒産が続き、親戚から援助してもらって凌いだ。仕事の内容が現場関係であったことから、父親は大きな怪我もした。そのため母親は、夫が無事帰宅しないのではないかと不安に駆られて、夫が会社に行くとき半泣き状態で、帰りが遅いとワーワー泣いた。母親は「おとうさんに何かあったら後追い自殺する」と言いつづけ、Dさんは、母親があまりに「死」のことを言うので、『殺されるかも』『母親がほんとうに死んでしまうかも』と怯えながら育った。

Dさんは母親の願いどおりの高校に合格したとき、退学届を出して母親を悲しませて復讐しようとしたが、そのとき初めて父親に殴られた。しかし高校では先生と友だちに恵まれ、看護大学に進学した。看護婦の資格を取って大学病院に勤めたが、いったん臨床を離れて大学院に進学し、卒業後は看護教員になる予定である。現在、つきあって四ヵ月になる恋人がいて、話を聞いてくれるが『わかってもらえない』と感じている。

来談の経緯

Dさんは、わたくしがある大学で行った集中講義に出席し、終了後に講師控室を訪ねて来られ、個人的なカウンセリングを希望された。わたくしは担当ケースに空きがなかったので躊躇した。しかし彼女は『いままで講義などで何人もの心理学の先生に会ってきましたが、話をきいてほしいと思う人がいませんでした。でも先生なら話したいし、話せると思うので、どうしてもお願いします』と懸命な面持ちで頼まれた。わたくしは、師匠を探しても探してもみつけられなかったときの、みずからの心情を思い出してこころが揺れた。さらにDさんは、将来、看護教育の教員になることを嘱望され、その道への志が真摯であることが感じられたので、予約はケースに空きができたときに入れるかたちになるので不定期になることを了解して頂いたうえで、引き受けることにした。

ちなみにDさんが出席したわたくしの講義は、本書の第六章を、フロイト理論を用いて詳しく解説しながら、「存在の偏りからの解放、あるいは偏りの完成」について考察することで、学生ひとりひとりが自己価値を問い始め、自己受容へのきっかけとなるようデザインしたものである。さらにその「偏り」がいかに自己評価や他者評価を歪ませるかにふれ、自分という存在理解の一助として、各人に樹木画テストをしてもらい解釈の実習も行った。

面接経過

面接は不定期に計七回行った。三回で当初のテーマは解決し、そのことはDさん自身がいちばん了解していたが、『卒業と同時に帰郷するので、先生に会えるだけ会っておきたい』と切望された。わたくしもDさんには「甘え体験」が必要だと判断して、結局、帰郷当日まで会いに来られ、残り四回が追加された。面接の最終回に論文作成・公表の許可をお願いしたところ、ご快諾を頂いた。

Dさんの場合、講義のときに種々の自己洞察がなされていたので、〈講義のどの部分に、何を感じられたのか〉を書いてもらうことをお願いしたが、これもご協力いただけることになり、後日、わたくしの大学宛てにA４判用紙三枚にわたる内容を送付して下さった。その全文をまず示し、つぎに面接経過を辿ることにする。

講義の内容と感じたこと（Dさんによる記述の全文）

1 自己愛について

人は自己愛をもって生きているということを聞いたときに、自分には自己愛があるだろうかと考えた。もしあったとしても私はそれを肯定的なものとしては受け入れてはおらず、むしろそれは悪だと考えていたのではないだろうかと思った。私にとって自己愛は、単に「甘え」や「ずるさ」にしかとらえられていなかったからだ。しかし人はなんにせよ自己愛をもっているからこそ自分を、また他人を許し愛することができるのだという話を聞きながら、そうなのかもしれないとぼんやりと思った。しかし同時にそれを肯定的に受け止めるのは今はできないと感じていた。

2 エゴについて

人は他人に見られる自分をつくり、操作する。主我と客我が分かれて出来始める時期につらい環境にある子どもは、「仮面的自己呈示」を身につける。そして日常生活の中で「演技」が本当の自分になっていると感じることがしばしば起こり、本当の自分がどうなのかがわからなくなり困惑することがある。しかしどれも本当の自分であると認めることが大切である。

この話を聞いたときに最初に思い浮かんだのが、自分の幼少期から今まで（特に高校時代まで）の母との関係についてだった。高校を卒業し実家を出てから、かなり気持は整理されていたと思っていたのだが、あらゆる人間関係においてつまずきを感じることが多くなっていたこの時期、再び母との関係について考えることが多くなっていた。

このとき最も思い出されたのは、母が「私は母親で、精一杯母親のつとめを果たしているのだから、おまえも子どものふりをしなさい」と言ったこと、またその言葉通りに私にあらゆる場面でそれを強要し、私の言い分はほとんど聞いてくれなかったことなどであった。しかしこのときは、この過去がつらかったと感じるのではなく、その過去にいつまでもとらわれ続けている自分に嫌悪感を感じていたと思う。私の中で、これぐらいのことが精算できないなんて、という気持が強くあったからだ。

3 本当にほしいものは無意識下に沈んでいることがある

ほしいと思っていたものを手に入れたはずなのに、満たされないことがある。これは本当にほしいものが別にあるのだが無意識下に沈んでいるため、自分でも気づいていないからである。こうして人は自分が本当に何がほしいのかを知らないまま過ごしていることがままある。たとえば幼少期に十分に母親に抱きしめられなかった人は、恋人にそれを求めるが、それが幼少期の経験によるものであると認識しない。

この話を聞いたとき、私は涙をこらえるのに必死になっていた。このとき私は今まで何をやっても満たされることがほとんどなかったと感じていた。何をしていても「まだまだだ」「もっとしなければならない」など、常に強迫観念があった。また人間関係においても、満たされていると感じるのはわずかな時間で、人は裏切るものなのだという不安と恐怖心が常に自分にはつきまとっていると感じた。そしてこの原因は大きくは母親との関係にあると考えていた。教育やしつけが厳しかった母親から見れば、私が人より優れていることは当然のことであった。母親は私に安心感や達成感を持続的に感じさせてくれることはなかった。私はいつも母親の目を気にしていた。

おそらくこのあたりのことが私の心を満たさない原因だったと考えた。そして私は自分が何をほしいと考えているのかが自分自身わからなくなってしまっていたと思った。そしてこのとき、私は交際中の恋人との会話を思い出した。

彼は私が彼と接する態度を見て、「おまえは本当に人を愛せなかったんだろう。そしておまえを本当に愛した人もいなかったんだろう」と言ったことがあった。私はそれを聞いたとき、とても複雑な気持になった。彼の言ったことは本当だったが、それを認めることは私の根本的な部分を変えられてしまうと感じ、大きな不安と恐怖を感じた。しかし、それを認められれば自分が何をほしいと思っていたかという答えは容易にだすことができるだろうと考えた。私はまるごとの自分を誰かに愛してほしいと思っていたのである。そして彼にそれを求めていたと感じた。幼少時に母親に満たしてもらえなかった代償を彼に求めていたのである。

4 自我を強くするためには自分の内面をゆっくりじっくりと見続ける

特に教育者にとって自我を強くすることは重要なことである。自我を強くするためには、他者からも認められる必要があるし、自分で自分を褒めることも大切である。このとき重要なことは、認められるもの、褒めるものが、仮面の部分でないことである。仮面の部分はいくら認められても褒められても、それは決して自信には結びつかない。また幼少時に経験した深い傷にふれられると、たった一度の失敗でも大変な傷を負うことになり、自我を強くすることは困難となる。

私は今まで自我を強くしたいと願いながら、真にそのために努力したことがなかった。私は母親の言いなりになることに表面上は強く反発していたが、結局母親の言うとおりにすることが安全なのだと感じていた。だから結果的には母親の望むとおりの進路を選び、生活を送ってきていた。このことに強い嫌悪感を抱きながら、私はその状況を本気で何とかしようとは思っていなかったことにこの頃ようやく気づき始めていた。私はもっと本気で自分自身と向き合わなければならないと思った。

5　人が仮面を身につけるのはそれ以上自分が傷つかないようにするためである

仮面を身につけることはそれまで自分や他人をごまかすための手段であり、マイナスのイメージしかなかった。しかし日常生活の上でそれなしではいられない現実とのギャップに度々苦しめられていたが、ここでは仮面をつけることは「自己治療」のためであり、人にとって必要であり、決してマイナスではないと感じることができた。

6　自分で自分を支える、認める、いたわる、見守る

これらにより静かで誰にも侵されない空間をつくることができる。

これを聞いたとき、私は今まで自分をこのように大切に扱ったことがほとんどなかったと感じた。もしかすると無意識的に行っていたのかもしれないが、本当に自分をいたわったり大切に思ってそうすることはなかったと思った。しかしどのようにすればそうすることができるのだろうと思った。

7　自己評価するとき自分を卑下する人は他者への評価も低い

私は普段からやや他者に対して批判的な面があると感じていた。理屈では自分を認められないから他者も認められないのだとわかっていた。しかしどうすればよいのかは全くと言っていいほどわからなかった。このときもどうすればよいのかはわからなかったが、やはり他者に批判的な自分の態度はこのようなところからきているのだと思った。この点をどうするかは大学院在学中を通しての大きな課題だと感じた。

8　障害にぶつかって精神的なバランスを失うとき

障害にぶつかったときにノイローゼなどの神経症状がでる場合、それはある能力が他よりとびぬけているため、そ

れにひっぱられて全体のバランスがくずれる。例えば過去の経験から他人の目をひどく気にするようになるといった肥大化された能力が、時としてノイローゼといった良くない結果をもたらすこともあるが、逆にそれは察知する能力が優れているとも言える。まとめとして人は本当に自分の良いところがわかれば悪いところに寛容になれるといった内容だったと思う。

私は幼少期から他人の評価を過剰に気にするところがあったが、それを能力として捉えたことはなかった。いつもそれは自分に対して悪い結果をもたらす要因でしかなかったからだ。いつも私は自分を歪んで見ているのは他人だと思っていたが、本当は自分自身が歪んだ見方をしていたことを認識した。「私は自分が思っていたほど自分を知らない」「知らないままであれば、苦しくなることはあっても、それをどうにかする必要がなく、無責任でいられるとどこかで思っていたのではないか」と感じたのだ。自分を受容するということは、自分自身の気持に正直にならなければならない。私はいつも表面的な言葉と感情で、自分をコントロールできていると思っていた。しかしそれは一時の慰めでしかなく、結局私は本当に安心したり満足することができなかった。そして結果的には、ほんの小さな障害にぶつかったときでも、予想以上に精神的バランスを失っていた。そのくせ他人にはなんでもないふりをしていた。そしてそんな自分にひどく嫌悪感をおぼえていた。本当はそんなとき、私自身はどう感じていたのか、どうしたかったのかがわかれば良かったと思った。正直な自分の感情を知ることすらできていなかった自分が悲しいと思った。

9 人は資質が開花しているときに安定し「体が喜ぶ」

人は自分の資質にあったことをしているときは他人にジェラシーを抱くことはなく安定する。そして細胞がおどるような感覚、「体が喜ぶ」というのを体感することができる。私は今まで何をやっても「やらされている」「やらねばならない」などという感覚に陥っていた。そしてきっと今後もそれは続くだろうと考えていた。自分の資質が何であるか真剣に考えたこともなかった。これは自分がどういう資質を持った人間かは他人が決めるものだと思っていたことが原因だと思った。ここでも自分自身の評価をいかに他人にゆだねてきてしまっていたかを知ることになったと思う。

10　泣くことは弱い自分をさらけだせる強さである

弱い人は弱い自分をさらけだすことができず泣けない。

私は人前で泣くことがとても苦手だ。幼少時代、時々母親との衝突の中で泣くことがあったが、母親はそれをいっさい拒絶した。泣いて訴える私に「聞きたくない。疲れる」といってとりあおうとしなかった。このような経験を積んでいくうちに、私の話を真剣に聞いてくれる者、泣くことを許してくれる者は世の中にはどこにもいないように思うようになってしまっていた。誰であろうとこれ以上自分を傷つけることは許せなかった。しかしこの話を聞いたとき、彼と話をしたときのことを思い出した。その頃、彼には泣いて話をすることができるようになりつつあった。母親との関係についても話をしたが、彼は誰のことも責めず、私の話に多くのコメントをすることはしなかった。そんなふうに人に自分の話を受け入れてもらえたことで、私は少しずつ変わり始めたのかもしれないと思った。そしてこう感じる反面、母親にはどうしても受け入れられなかったことに憤りと悲しみを感じていた。しかし過去を過去として受け入れ、いつまでも過去に苦しめられる自分を変えたいのだと再確認した。

11　樹木画テスト

このテストでは、自分が過去に多くの傷を受けたことを思い出すきっかけとなり苦しい思いをした。自我にあたる幹に私は長い数本の線を描いた。これは過去に受けた心の傷を表すと説明を聞いたとき、なぜか恥ずかしく、また悲しくなった。内容は明らかにならないとしても、心の傷をもっていることをあからさまにされたことで、私は自分でも驚くぐらい不安定な気持になった。しかしこのとき「やっぱり私は傷ついていた」と素直に思え、自分に少しやさしい気持になれた。恥ずかしいと思ったのは、おそらく母親に傷つけられたと言いながら、どこか自分が悪いからだとずっと自分を責め続けていたからだと思う。しかしテストという手段で客観的に自分を見て、ずっと心の傷かもしれないと思っていたものは良いとか悪いとかではなくやはり心の傷であったと素直に感じることができた。素直にこれを受け入れることで、今後の自分のために何をしていけばよいのかを真剣に考えるきっかけとなったと思う。そして結果的にカウンセリングを受けることを決めた。

面接過程

面接期間は九ヵ月、一回六〇分、不定期に計七回行った。

以下、『……』はDさんのことば、〈……〉はわたくしのことば、〔……〕に仮説・推測などを示す。なおこれは、Dさんの許可を得て面接内容をテープ録音し、それを起こしたものの抜粋である。読者の理解を助ける目的でパラグラフに分け、それぞれの要点をところどころに表示している。しかし実際の面接は、互いの変化しつつ流れていく対話のなかで、わたくしの自覚的読みはわずかであり、ほとんどは体感にそって瞬間瞬間にことばが選ばれているにすぎない。また、面接三回で主訴のテーマは解決をみているので、セッション1からセッション3までを詳細に記述し、セッション4以降は簡略化して示す。

セッション1——X年 七月

『小さい時のことを、ずっーと、こう、フラッシュバックのように、もう、色々、思い出すことがあって。で、その小さい時のことが原因で、いまこういう風になっているのかなとも思ったんですけど。べつに自分がすごく虐待受けたとかじゃないのに、どうして気になるんだろうというのがあって。で、先生のカウンセリングを一回でも受けてみたいと思ったんです。いざというと逃げたくなるとか、うまくいっているのに、もう放ってしまいたくなる、とかいうのがあって、先生の講義を聞きながら、もう、すごい、泣きそうになったことが何回かあって、すごく入ってきたんで、先生にだったらお話しできるかなぁと思って。緊張しているんですけど、何からお話ししたらいいかわからないんですけど。』

わたくしは自分が提供できる治療を明示してDさんの同意を得てから、〈緊急に話しておきたいことがなければ、さきほどのお話を膨らませて下さると、どうなるでしょうね〉と聞いていった。

するとDさんはつぎのように話を始めた。

小学校の高学年から母親と衝突して、そのために何回も家をとび出したり、学校も行かない日が時どきあった。看護婦になったのは、人の役に立つという思いと同時に、手に職をもって親元から離れたかったためであり、いまは少し親と距離がもてるようになり、関係にそれほど不満はないが、何かするときいつも、むかし母親に言われたこと、されたことが何回も出てきて、ふだん泣かない自分だが、そのことになると涙が出る。

〈親と離れて関係がよくなったことを考えると、Dさんと母親のあいだはひどく距離が近く、しかも過剰な情動が互いに行き交い収拾がつかなくなる、ということかもしれない。そうすると、この母娘は同質であ

り、情的世界が非常に大きな人たちであると推測できる。〕

さらにDさんは、『仕事も、好きな人も、うまくいきそうになるとどうしてもそこに戻って、だめになりそうになる』と言う。〈どういう風に「うまくいかなくなりそう」って思うの?〉『仕事でも、任されて期待に応えたいという気持はすごくあるんですけど、任されたくないとも強く思って、「どうせやっても誰も認めてくれない、押しつけられてる」って思ってしまう』(涙声)と言う。

〔「うまくいきそうになるとだめになる」と「期待に応えたいがどうせだめ」とは、違う内容だが、うまくいったかいかなかったかを評価するのが自分ではないということで共通している。つまり評価が他者に委ねられていることがわかる。〕

つづいて「仮面」のテーマに話が移り、まず仮面ゆえの苦悩が語られた。

『好きな人のことだって同じで、「嫌われたらいけない」って思うから、自分のことを話したいのに話せない、作ってしまって』〈作ったDさんを、彼は好きな感じなの?〉『「半分はそうなんだろうな」って。だから「その期待に応えなきゃいけない」って、また思ってしまって』(涙、沈黙)〈うん、困ったねぇ〉(Dさん少し笑い、沈黙)。

そのあとDさんは、いつも冷静な自分がいる、自分で自分が何を考えているかわからなくなるときがある、講義のときの樹木画が傷だらけだった、仮面の話や親に愛されたという実感がない人の話を自分のことだと思った、と語った。

『だから、誰かが自分のことを好きだとか認めてくれるって言うと、ぜったいそれはウソだっていうか、信じられないんです（ずっと涙）』（沈黙）〈そんなときどんな風に、具体的に気持が動くの？〉『怖いって思ってしまうんです』〈そうかー、半分仮面だっていう認識があるんだよね。っということは、本当の自分というのが見えてるわけね〉『（笑）見えてるとこもありますね』〈どういう仮面を、とりあえずはつけているんですか〉『ひとりになっちゃうのも怖いから、その場その場でみんなにあわせてて。本当は「このまま看護続けていけるんだろうか」とか、そういうすごく根本的なところにいまいるのに、でも「すごく勉強しているんです」みたいな顔して、一応は本読んで、パラパラっとだけやって』（沈黙）〈本当はとても不安で自信がないDさんと、頑張って着実に努力している人に見せてるDさんと、すごーい隔たりがあって、つらいんだ〉（うなずき、沈黙。涙が頬をつたう）〈講義のときも言ったけど、Dさんのなかに全くないものであれば、そういう仮面もつくれなかったわけだから、もうひとつ奥に、そういうあなたが本当にいるもの？〉『それを聞いたとき、またわからなくなって。でもこうやって考えながらも、冷静な自分はいつもどっかにいるんですよ』〈うん〉『頼ってくれる友だちにも、冷静に、自分が本気で考えてることをそのままぶつけず、その人のいいように言葉選んで適当なことしてるんだろう、と、すごい後悔する。けど、もう取り返しがつかない、それが積もっていくといつかボロがでちゃうと思って、本当は仲よくして一緒にいたいけど、ボロがでるのが怖いから距離を置きたくなって、突き放しちゃう。そしたら（相手は）びっくりして「理解できない」ってすごく言われて』〈そうよね、向こうにしてみたら突然の拒否だもんねぇ。（沈黙）そういう、あなたがテーマだなぁって思って話してくれた内容が、その、母親との関係のなにかに結びつきそうな気がしてるんですか？〉（うなずく、沈黙）〈いつもいつも、それが思い起こされてくるというのはね、あなたは幸いわたしの講義を受けて下さっているから話しやすいけれども、まさにいま、あなたのなかの自我が機が熟して、その問題を取り扱ってもいい時期になってるんだねー〉（沈黙）『……やっぱり昔のこと思いだすと、（母親のことを）許せない自分がいるんだなぁと思い、「振り返るのにいい時期かな」と思うけど、自分の考えていることとか、したいことが、見えない。「なにかベースをつくって（郷里に）帰ったらいい」と理屈ではわかるけど、しょせんわたしがやったって、たかがしれてるよね、って思ってしまう』。

つぎに、仮面をつけたきっかけと理由が語られる。

『やっぱり「一生懸命やってる」って、人からそう思われるのがすごく嫌だって思ってしまう。頑張ってるって思われたくない』〈なんでじゃ？　それは（笑）〉するとDさんは思いきり笑って、『かっこつけしいだと思うんです。適当にプラプラ楽しそうにやってるけど、やるときだけやってるのよねって、思われたい見栄だと思うんです』〈あぁ、それは見栄だわ。「ほんとうにできる人ってそうなのよね」っていうのが、どっかにあるんじゃないですか？（笑いながら）モデルが〉『あるんだと思う。で、それをずっと小さいときから、ずーーっと、そうだったんで』〈さかのぼってみると、いつ頃からでしょうかね？〉『小学校に入ったときからだと思う。家に帰ると母がすごく怒って突き放す、スパルタっていうか、できないようなこともさせるような人で、無理やり。で、もう、すごくぶたれたりだとか、なにかしたのがすごく残ってて。親には何をやっても認めてもらえないんだったら、学校の先生にはせめて……って、した。でもしすぎると、友だちからバッシング受けたりとか。試行錯誤重ねていくうちに、頑張っているところを人に見せないで、しれっとしといて、ここっていうときだけ、みんなが期待するようにポンてやっておけば、それなりに認められるし、みんなも嫌じゃないですし、認められるんだって。たぶんそれからずーっと、できもしないのにできるふりをしてしまう』。

つづけて、看護の場でいかに仮面をつけているかが語られた。

『だから看護しながら、危ないなって思って』〈できちゃうように見せざるをえないのは、具体的に看護の場ではどういうこと?〉というわたくしの問いに対し、患者さんに自分の病態の本当のところを聞かれたときに、何かいいこと言わなければと思い、もったいつけてかっこいいこと言うが、言った瞬間に患者さんにぜんぜん届いていない、気づかれている、とわかると言う。さらに『生死にかかわることなんで、言葉選んで本に書いてあるようなこと言うしかないじゃないかって。わるい意味で開き直っちゃったり』(始終、鼻をすする)〈それ、開き直りっていうのかなぁ。(沈黙) 関係維持の知恵!?〉Dさんは大きく息をつきながら、涙。〈あ、わかったぞ。それはね受容になってるよ。受容するってね、相手をすることなんだよ。こころに残る何かをね、与えるとかじゃないんだよ。感動することもとても言えそうにない。だけどいま患者さんが何かのことばを求めている。だからせめて自分の知っていることで応答しようと、教科書のあの頁の何行目にああいう風に書いてあったって一生懸命検索してさ。で、文章にして返すじゃない。それ全体が、ちゃんと向き合って応答してるってことなんですよ。患者さんはあなたのことばがあなた自身のものになってないよ、と思うかもしれない。だけど患者さんのこころに残るのは、それでもなんでも一生懸命答えてくれたってことなんですよ。ことばじゃなくて大事なのは雰囲気なのよ。それが人を癒すのよ。それが大事なのよ〉。

Dさんはほっとした感じで笑う。わたくしは饒舌になっている自分を感じていたが、なぜか、ことばを連ねるのをやめることができなかった。

わたくしはつづいて、冷静な自己客観視と厳しい自己評価との関係をつまびらかにしていった。

〈ぜんぶ自分のやってることが見えてて、これじゃいけないんじゃないか、とか、相手に悪いんじゃないかという風に思っている、その全体がものすごく、Dさんという人の誠実な人柄を表しているなぁーって思う。それからもうひとつはね、講義のとき黒板に書いたと思うけど（図示しながら）主我と客我（本書二三五頁の図を参照）。あなたの場合このふたつがちゃんと分かれていて、自分がやっていることとか、本当の自分じゃないとか、そういう自分の中身を認識したり評価してるわけ。この評価が、あの、人よりマイナスなのよー〉Dさんは嗚咽。〈問題はこのふたつの関係よ。とくに自己評価ね、「マイナス、だめ」って。厳しいんだね。そんじょそこらのことでは自分を許さないって。で、この関係ってまさに、Dさんの大事な人があなたをどう評価してたか、そのものなのよ。お母さんが厳しかったね、ダメって。ここね。つらいよね、こう冷静に見ちゃってるから。でもこれは、人の命を預かる仕事の人にとってさ、最も重要な資質じゃないですか？どんなときも状況に対して冷静であるっていうことは。みんながパニックになってるとさ、やっぱり処方を誤るでしょ。そういう人が絶対に持っているべき資質なのよ。それも第一条件に持っているべきですよ。ね、わたしはこういう意味では、Dさんは看護の仕事に向いてないとは思わない〉。

〔Dさんは、自分の冷静さが自己保身のために使われていると思うから、自己嫌悪になる。それが人の命を預かっているということに奉仕しているなら、自己嫌悪にはならないのである。〕

つぎにわたくしは、Dさんのかたくなになっている主我（自己評価作用の主体）を和らげるようはたらきかけた。

〈でも、ちょっとこう（図を指しながら）主我の客我への評価が厳しすぎるのと違うかな。ね、優しくしてあげて、見守りながら、ね、じゃないとしんどいから。「（かっこつけしぃを）やってるなぁ」って、「でもちょっとは良いこともしたなぁ」って。本当に誠意のない人だったら、「死にそうな目にあったことないから、わたし、わからない」ってなっちゃうもの。こころをね、受けとるんだよ、患者さんて〉。『看護をやっててうれしいこともあるんです。看護を選んだのが良かったのか悪かったのか、ずっとまだわからないと思うけど、続けていけるのは、いちばんに、患者さんが励ましてくれて、自分を認めてくれて、自分がここにいてもいいのかなって思える場所を、そこにいるあいだは、嫌なこととかあっても、仕事してるときだけは忘れられるんです（涙）』と、看護の現場にDさんの居場所があることが語られる。

〈患者さんて鋭いよー。見た瞬間、かなりのところは把握されてると思ったほうがいい。こっちが評価してるなんてウソ。患者さんの鋭敏な感性は、なににも勝る評価主体ですよ〉『疑り深い害もあるんですよね』〈それはね、「まえに、疑わずに信じて裏切られたという経験があるから、だから、とりあえずは信じない」っていうのは、あなたの自我の工夫。人生の知恵というか。そういう経験してなければ、疑い深くならんもんね〉『そうですよね（弱々しく）』〈悲しいけれど、世の中、疑ってかかったほうがいいことが多いじゃん。だから問題は、疑わなくていい人にもそれが適応されちゃうと、双方で悲しいよね。それが使い分けできるようになればいいわけでしょう?〉『うん……（鼻をすすりながら、弱々しく）』。

最後に、教師になることへの不安が対話のテーマとなる。

『あの、教壇に立って授業しなさいって言われてるんですけど。実習があって、きっと学生さんの前に立ったときに何もできない。もう「見透かされるだろう」ってすごく思って。学生さん何人か教えたことがあって、すごく正直ですっごく自分のこと見てて、わたしがやってたうそっぱちのこと、そのまま真似するんです』〈うん〉『信じて』〈うん〉『あれ見たときは、すっごく怖くなって。こうやって勉強してると、教育とか、すごい自分が恐ろしいことしてたなと思って。すごくまた怖くなって。きっとまた、このままで行ったら、見透されてしまうって。そうしたら、また、自信がなくなって。もう、二度とできなくなってしまうっていうのがすごくあって』〈それ全部をね、教壇で話せる?〉『(笑)これを全部ですか? はぁ……そんなこと考えてもみなかった』(沈黙)〈教えることが怖い、と感じる力があるのは、教育者としての資質があるということよ。それは、自分という人間をかたちづくっていくうえでのプロセスなの。だから、「いま自分はこの段階にいる」と、全部じゃなくていいけど、苦しんだことも含めて話せると、学生にとっては教育的なの〉『そういうのを言っちゃいけないとずっと思っていました』〈違います。ただ、開きすぎて自分が壊れたら困るから、「ここまでだったら言えるな」っていうところまで。誠実でしょ。正直でしょ。そこに作り物がないでしょ。それがやれたら、また変わると思う〉『ぜったいそういうふうに悟られちゃいけないって、ずっと思ってた』〈わたしがE子先生(本書第六章を参照)の気持がなぜあれだけ解るか、わかる?〉(沈黙)『先生の性格が似てるからですか』〈そうです。生い立ちのある部分、似ているところがあってね、だからすごくよくわかるの。そういう意味で、○○○○(Dさんの氏名)さんには申し訳ないけれど、その悩みは、あなただけの悩みではなくて、あなたが教育や患者との関係にそれを生かしていけば、社会的に意味のある中身になるわけよ〉『そんな風に考えたことなかったから。すごく悩んでることとか、頑張ってるところとか、見られちゃいけない、みんなわかってるかもしれないけど出しちゃいけないって。だからすごく、すごいことだなと思いました』〈こころの傷を単に傷としてもつのではなくて、認識して、自分が舵とりをして使えるようになれば、あらゆる経験が宝になるよ〉『はい(弱々しく)』。

タイム・アップで、つぎの予約を入れて終了とした。

セッション2 —— 同年 八月上旬

〈どうでした？ あのあと（セッション1のあと）疲れませんでした？〉『思ったより、ぜんぜん。帰りもすごく楽になれて』〈じゃ、「今日は何を話そうかなー」と思って来られました？〉

『二、三日くらい前に母と電話で話してて、父の話をしていて、「（あなたが）そういう風に人に甘えられないとか、気を許せないっていうのは、きっと、私がそういう風にあなたのことを育てたからこうなってしまったのねー」って言われて。それがなんか衝撃で。なんでそんなこと、いまさら言うんだろう、って。いままでそんなふうに一度も言ったことがなかったので、なにが起こったんだろうかって。家に帰ると、長いこと顔をあわせているとお互いすごくつらくなって、けっこう、わたしのほうが先に尻尾まいていつも逃げちゃうような感じで。ちょっともう少し話ができたらと思う』。

そして、母親に「すごく拒絶されたことしか覚えてなく、お母さんへのあてつけでお父さんのこと好きと言ったことがある」のを思い出した。

他方、『父はすごく離れた人で、母の味方だし、母親から「お父さんって言っても振り向いてはくれないのよ」ってずっと小さい頃から言われていた。だから絶対的。絶対逆らってはいけないし、お父さんなしではみんな生きていけないんだからっていう感じで。雲の上の人っていうか。お父さんって、じゃれていくような感じではなかった。それが最近になって、仕事もリストラでやめちゃったりして、なにかお父さんが、小さく、身近になったような気がして。むかしは怖くて怖くてすごく遠い人だったから。冷たいようなときも「そんなことはない」って信じてたけど、実際はいつも母の味方で、聞いてくれなかったことを思い出すと、「あんまり好きじゃなかったよなあ」って。中学校のとき、友だちがお父さんすごく嫌いって、そういうことは一度もなかったです。なんか、いまのほうが、それに近いような感じで。もう、うるさいし、嫌いだって、思えたことは、ちょっとなんかほっとしたというか、そんなふうに思えることがあるんだなって』〈そうだね〉『なんか、中学校のときにできてなかったことを、なんか、いまごろしているっていう感じで。戸惑っちゃったりもする』〈暦の年齢じゃないんだね、きっと〉『そう』〈じゃあDさんはいま、思春期まっただなかなんだ〉『(笑)もう、ほんとうに、まだ思春期みたいな』〈それで初々しいのかな〉『(笑いながら)子どもじみてると思うんですけど』〈思春期ぐらいの子って、子どもじみてるというより、ちょっと背伸びしてるいじらしさみたいな。でももう(Dさんは)女性だから、そういうなかに初々しさが、魅力の一部としてあるのは、わたしは素敵だと思うけどなぁ〉(沈黙)。

つづいて、恋人との関係が話題になる。彼には家のことや小さい時のことが怖くて話せない。言っても、親を有り難く思わないといけないという返事が返ってくる、と言う。

『で、「カウンセリング受けることにして、井上先生に」って、ちょっと話したら、すっごい意外そうな感じで、「なにを話すことがあるんだ、あえて聞かないけど」っていう感じで。聞いてほしかったんですけど、聞きたくないらしくて(笑)』(わたくしも笑い)〈彼はもしかしたら、いまのあなたが好きだから、「下手にカウンセリングとか受けて、変わっちゃったらどうしよう」っていう不安があるのかもよ〉『(声をだして笑う)そうなんですかね』〈ちょっといまごろ、不安がってるかもしれない〉『ちっちゃいときとかの話、わたしもしないと、本当のところの自分をわかってもらえないんじゃないかなーという不安もある』。

つぎに本面接での最初の話題、すなわち母親からDさんへの突然の謝罪に話が戻り、Dさんのやりきれない思いが語られる。

母親への思いを『一回ノートに書きつけてみたけど、あんまり悲しくて。書いてたらよけいつらくなって、でもそのノートも捨てられなくて。でも母がこのまえ「ごめんね」って言ったのを聞くと、すっごい意外で。なんかノートにまで書いてしまった自分が、なんか申し訳ないって。そんなこと引きずってるなんて、とても残酷で言えないし（泣きながら）。そうやって言ってくれるから、わたしもそういう風に素直に言えればいいのに、母に……なんか抜かされたっていうか、なんかちょっと』〈うん、先に謝られちゃったって。「謝ればいいってものなの」っていうかさ〉『すごい複雑で』〈そりゃそうだ。（沈黙）その、「ごめんね」とかっておっしゃったときのお母様はどんな感じでした？〉『電話口だったんですけど。ほんとうに不意をついたように。わたしは父の悪口を言ってて、「いまさらわたしにこう干渉しようとするのが嫌だ」という話をしてたら、ちょっとしばらく黙ってて、不意にほっと、なんかこう「自由に甘えたりとか、思ったこと言ったりできなかったのも（涙声）、私がそういうふうにさせてたんだねぇ」って。「ごめんねー」って言われて』〈あの、不意にね、お母さんから出てきたというのは、あのー、ふだん考えてないと、そう突然には、人は出てこないからね。何度か、思いは上っていたのかもしれないよね。お母さんはお母さんなりにね〉（沈黙）『本当に、むかしはもう、「お母さんに殺される」って思ったこともあったし。本当に、一生いきてて、こんなに人を憎むことは絶対にないだろうと思って、本当に嫌で、いつも「消えてしまってくれたらいいのに、それかもう自分がいなくなるかどっちかだ」って。母も言ってましたし。もう嫌いで嫌いで』（沈黙）。

そこで、母子関係の歴史を辿っていくことにした。

〈それは、さかのぼってみると、いつぐらいからそんな感じだった？〉『たぶん小学校の四年生くらいだったと思いますね』〈その頃のことで、なにかエピソードみたいなのってありますか？〉

『「すごく嫌だなぁ」って思いだしたのは、もう幼稚園のころから。勉強や礼儀作法にうるさい人で、家で敬語しか使わせてくれなくて、お弁当も作ってくれなくて「自分のことは自分でしなさい」って突き放されて、誕生日も形だけ祝ってくれて「家族の儀式だから」っていうのを平気で言ってしまう。小学校四年生ごろから、家でそんなだからつい外に行きたくてうろうろすると、友だちのことを悪く言って、「よその家はお金があって、みんな満たされていて、家族うまくいっているから。あんたは普通の家の子と違うんだからそんなことしてちゃだめだ」って（号泣、嗚咽がとまらない）。外に出ればすべてがお金に換算されて「お金がない者の負け」っていう考え方で。小学校一年から、母のお財布からお金を盗んだりして、それが一度みつかって、すごく怒られたけど、謝る気にならなくて。友だちと遊ぶのも「三〇分以上だめ」って言われて、三〇分たっても帰ってこないと、ぶつか、すごい自分で泣き叫ぶか、どっちか。それが怖くて（号泣と嗚咽がとまらない）。中学校のときはすごく話したかったけど「話、聞きたくない」って。父にも話せないし。（号泣）こんな風になるのはお金がないせいだって。自分が悪くて、お母さんに嫌われてる、自分が悪いんだって（しゃくり泣きしながら語る）。でもどっかでやっぱり、自分だけが悪いんじゃないって思ったから、本当にいま考えると怖いんですけど、夜にお母さんの枕元に立って、殺そうかって。母もわたしのこと、包丁持って追っかけてきたことあるんですよ（少し笑いながら）。「一生ね、誰にも迷惑かけたくないし、あんた殺して私も死ぬから」って、「いっしょに死のう」って言って。でも、すごく怖かったですよ。そんなんでも平気なんですっていう風にしないと、家にいられなくなるって思ったから』〈そうだね〉『（すすり泣き）お願いだから家族のふりをしてって。私がお母さんの役をするんだから、あんたも子どものふりするの義務でしょうって。で、甘えられなくなってたら、甘えなければかわいくないって。嫌いだって（泣きながら）』。

この母子関係が恋人とのかかわりに影を落としている様子が語られる。

『すごく甘えるの苦手で。甘えようとすると、すごくわざとらしくなっちゃって。で、彼がそれを「ごっこ」って言うんです。（泣きながら）そういうの聞くと、「やっぱり誰にも甘えられないのかな」とか』〈「ごっこだ」って言ったあと、彼はどんな感じになるの？〉『責めてるわけじゃないっていうのはよくわかる。きっと、それ以上の意味も以下の意味も、彼にはないって思う。「もう仕方ないから、おまえきっと泣くからつきあったる」っていうんです。彼は彼なりの精一杯だと思うんで、ありがたいって思うけど（泣く）、やっぱりわかってもらえないって。寄って行くと「寄るな」って嫌われて、その繰り返しになるくらいなら、これ以上、近づかないほうがいいのかなって思っちゃったりとか。母とは違うんだから一緒にしちゃだめだって、いつも言い聞かせるんですけど（すすり泣きしながら）』〈彼が「寄るな」って言うことがあるの？〉『困った顔、でもするんです「感情論はわからない」って』。

彼に『仕事上で大変な状況にある彼のためなら、自分のできる限りのことをする覚悟はできてる』と伝えると、彼は自分も変わると決めて、その表明のために坊主頭になって、すごく極端な性格だという。〈あなたがそこまで自分のことを思ってくれた。その深さと同じ深さで自分が決めたことを表す手段だったんだろうねぇ〉。これまでDさんは、いつも怖くなって、男の人には自分から別れを告げて逃げてきた。けれど彼はいままでの人と違って、Dさんが逃げ出そうとすると見抜いて「逃がさんぞ」と表現するので、『いままでの人とはちょっと違う』と言う。

そして、『彼に「おまえはいままできっと、本気で愛したりとか、愛されたりとかが、なかったんだ」って、そう言われたときに、ああ、そうなんだって。それをそうやって真っ向から人に言われることがいままで一度もなかったんで、すごいびっくりしたのと、すごいショックなのと、それを言葉に出されるのが嫌だった。だから、いままでとは違うようにしたいって、すごく思って。やっぱり考えてると、そこに達して（笑い）、彼のことで終わらず、絶対また母のほうに話が行っちゃうのでご』〈行っちゃうのね。彼の「いままで本気で愛したり、愛されたりとかが、きっとなかったんだ」っていうことばの裏には、この恋は本物なんだぞっていうのを感じてる？〉『そこまでまだ至ってなかったですよ』とDさんは笑った。

母親との関係が、子どもをもつことも躊躇させる。

『いつも途中で投げ出してダメにしてたのは、自分だし、母とのことも、母もわたしのこと投げ出したけど、わたしも同時に投げ出してしまったなぁ、とすごく思って。もし自分が家庭持って、子どもとかできたときに……』と、世代間連鎖への恐れが語られ、『だからわたし、本当に結婚したくなくて、子どもなんか持ちたくないって、すごく思ってたんですけど。でもそれがずっと、本当に繰り返すばかりで。「どっかに終わりはないのかなぁ」とか「どっかで終わらせられないんだろうか」とかいって、すごく。「母にはできなかったけど、わたしにはひょっとしたらできるんじゃないか」とか。じゃあどうしたらいいのかっていうのがわからなくて』と言う。

〈それはいま一歩ふみだしたねぇ。（わたくしは沈黙、Dさんは泣きやもうとする）Dさんの話を聞いていると、メソメソとか、泣いちゃうのが、マイナスという風に思っていらっしゃるようだけど、泣けるっていうことは、傷をさらけ出せるっていうことでしょ。それって強いことなんですよ。弱い人は、自分の弱い所を人に見せられないんですよ。泣き切ると、「次どうしよう」というふうにアイディアが出てくるんですよ。だからわたしなんかは、泣いてくれるとほっとする。そして、こうやってカウンセリングでテーマを解決していく強さがね、あなたのなかにすでにあるんだなぁって思う〉。

最後にテーマの確認をした。

〈そうすると、極端に振れちゃう彼との距離の問題と、それがお母さんとの関係でどうだったかなぁということと、怖くなって先に自分が切っちゃうみたいな、関係の維持というか、そういうところがテーマになりそうですか?〉『はい』。(このあと、母親が夫の帰りを半狂乱になって待っていた様子などが語られるが、それらはまとめて家族構成・生活歴に前述した。)


次回の予約を入れて終了。

セッション3 ―― 同年 八月下旬

〈今日は何を話そうと思って来られましたか?〉

『一週間、帰省してカウンセリングを受けていることを両親に話したところ、母親はひどくびっくりして「えーーーー。なにがそんなに悲しいのー」と大きな声で叫び、娘がいまにも自殺しそうなのかと心配したが、父親は思ったより喜んだ風で、「そういう風に話ができる所があるのはいい」って言ってくれた』。

母親の反応は想像に難くない。

〔しかし父親の像が非常に摑みにくい。Dさんが小さい頃、倒産続きでかつ大怪我もした父親が「遠い、雲の上の人」であり、それがリストラにあっていまは「小さくなって、いまさら干渉しようというのが嫌」だけれど、カウンセリングには理解を示している。これらのことから、Dさんのなかで母親像は一貫したイメージとして描かれているが、父親像は断片的でまとまりがないことが推測される。〕

母親の生活史が語られる。

母親は八人兄弟の末っ子。昔からすぐギャーッとなって、自分のことをわかってくれないと、子どもみたいになる。父親はそうなられると引いてしまうが、結局、誰かが救いの手を差し述べてくれてきていた。今回、帰ったときもDさんに、自分の理解者がいないことをワァワァ泣いて訴えたので、Dさんは母親に、わかってもらえないと言い過ぎること、いつも誰かが助けてくれてきたこと、それなのに返そうとしていないことを伝えた。すると「そんなこと考えたことなかった」とキョトっとして、「だてに遠くに行って勉強してカウンセリング受けてるわけじゃないのねぇ。私のカウンセラーしてくれて」と感心した。そんな母親の姿を見ていてDさんは、自分も、人のことをわかろうとしないところが母親に似ていると思い、嫌になった。

このあとDさんの「甘えられない苦しみ」への無意識的な対処が、肯定的な意識に変容していった。

〈それは、本当は自分が頼りたいのに先に母親に頼られてしまう子どもの苦しみ、みたいな?〉と問うと、小さな頃から、甘えたくても実際は甘えられなかった、という。『母は「あなたは何を考えているのかよくわからないから、言ってみなさい」と言うんですけど、言うと「もういい、疲れるから。あぁもういい」って突き放すんですよ(笑)。だから、できるだけ言わなくても済むように、誰とでもそういう関係をつくってしまいたくなるところが、やっぱりいまでもどこかにあるよなって……』〈なるべく言わないようにするのは、あぁ、そうか。二度と逃げられちゃう悲しみを経験しないための工夫、手立て、だったのかなぁ、と思ったんですけど〉『あ、それはそうだと思います』〈講義のとき、自我の話をしたでしょ。自分がより傷つかないように、自分を守ろうとしての工夫でしょ。っていうことは、その工夫をできるだけの強さが自我にあるってことよね〉。

『そういう風に思うと、それがダメっていうふうに思わなくてもいいのかなーって思えるんですけど。過去はずっとごまかしてごまかしてきたから、むかしの自分、嫌いなんで。それはもうどうしようもなくて。そうなるとその、むかしの悪い、嫌いな自分のイメージが、「ガーッ」っと……。言っちゃった瞬間に、「これでいっか」と思う自分と、その、「むかしの嫌な自分だ」とかいうイメージがこう、「ワーッ」とくるんで、けっこう、なかでは葛藤……』『結局すごく、本当はわかってほしいのに、わたしはわかってもらえないって「しゅん」としていた。だから母と一緒なんです。結構そういうのが表に出ちゃうみたいで。この一、二年で「あぁ、そうなんだ」って。それを口に出して言ってくれる友だちができたんで、あぁそうなんだって、やっと認められてわかるようになったんですけど。そこが変えたいところなんです』〈うん〉。

Dさんが入室したときから、わたくしはDさんの雰囲気の変化に注目していたが、この時、その変化が増幅したと感じられたので、〈あのー。一回、二回、今日、三回目だよね。なんか今日、いい感じだけど〉と投げかけた。『ええっ？　そうですか（照れ笑いしながら）』〈自分ではどう？　落ち着いた感じがするな〉『あぁ、でも、それは思います。前回、二回ここに来るときよりも、今日はちょっと、余裕があるんです。なんとなく、なんとなくなんですけど。家に帰って「ワーッ」となるかと思ってたけど、案外そうじゃなかったんで、ちょっとホッとしてるんだと思う。今日、本を読んだりウロウロしたりという元気が、というか余裕があったんで。もう、この前までは、来るまでは、もう、こうなって……』〈あの、「見ぬかれちゃう自分が嫌いなんです」っていう言い方とか、雰囲気のね、自分を嫌いという感じじゃなくて、なにか、もうちょっと、「どうしてこうなったんだろうかな、困ったなぁ」みたいな感じが出てきている、雰囲気がしたの。違う？〉『ワーッとかじゃなくて、気分的には、どうしたらそれがよくなるだろうかっていう風にまで、一応考えが行ける余裕が、いまはあるなって』〈お母さんに、「自分のこと、ぜんぜんわかってないじゃん」って（笑）、なにか少し言えた、とかいうのも〉『大きかったと思いますねぇ』〈ねぇ〉『それを言えて、興味をもってくれたというか、「あぁいいなぁー」って。そうやって自分のことを話して、「自分のことをわかろうとするあんたが偉い」って。わたしにちょっと、こう、関心があるんじゃないんですけど、そういうふうに見てくれるのかなっていうのが、すごく実感できて、ちょっとほっとしたのかもしれないです』。

〈あー、でもね、偉い。（わたくしも）お母さんとほぼ同感なんだけど、（Dさんは）自分のテーマに直面しようとしているでしょ。逃げないで。しんどいけど、ここを乗り越えなければ先に進めないって。自分はその道を通らずして、自己受容とか自己客観視「について about it」教えるだけの教師が多いのよ。ぜんぜん感動しない。学生はジコキャッカンシってノートに書いて、テストにでるかなーって赤線引いて、おしまい（Dさん笑う）。それを生き抜いた人が、その人格の波に乗せて伝える自己客観視とは、これはもう、まったく違いますから。学生なんて、若くて敏感だから、すぐ見抜きますよ。「それそのもの itself」である、という人生を選んだのは、やっぱり偉い。でもお母さんも、「明日死ぬ」みたいのがありながら、あなたと話すなかで、あなたの成長ぶりを見てとったし、しかも「そのテーマが自分自身にとっても必要」ってわかるっていうことね。かなり理解力のある人だよね。安心もされたし、その変わりようってすごいじゃん〉『でしょう。不思議なんです、わたしと離れてからなんです。どういう風に、どんな過程を踏んでお母さんがかわったのか、すごく興味があるんですけど』と、ふたりでDさんと母親の変化に思いを寄せた。

つぎにDさんのもうひとつの気がかりである「考え込む癖」に話題が移る。

『いっつも、自分のことがちっぽけだって考えちゃう。いろいろ考えちゃう自分が嫌で、なんでこんなに考えちゃうんだろうって』〈悩む力が高いからじゃないかな〉『きっと自分が「人よりも自分のことをわかってないからそうなるんだ」って思うところがあった。でも、いま、先生がそうやって言ってくださると……ここに最初に来たときに先生が「悩むだけの力がついたから、きっといまこの問題に自分がぶつかっていこうとしているんだ」っておっしゃったときには、あぁそうなのかなって思って。そのことは母に言ったんですけれども。「自分がそういう時期に来ているから、そうなんだって先生に言ってもらって、ちょっと、それでまた、前向きに自分のこと考えようかなって。アーってなるんじゃなくて、もうちょっと広い意味で自分のことが見れるようにと思って、カウンセリングを続けていこうかなと思うの」っていう話をしたら、そういう風に言ってくれる先生がいるってことがすごい、から始まって、ああやっぱりそういう考え方もあるのね、っていうのは、すごく母も、わたしと同じくらい感じてくれたみたいで』〈あのね、アイデンティティっていうことばがあるでしょ。自分とは何か、という問いに対する答え。「自分とはこういう人間で、こういう風に生きていく」という確信だよね。その確信をもつ前段階はすごく苦しむわけよ。見たくない自分も見なくちゃいけないから。そして、考える力のある人しか、その問いを問い始めることをしないの〉。

その後Dさんは、今日、面接に来る途中の電車の中で小さな子どもが動いたり当たったりするのを露骨に嫌がっている人がいて、それを見てすごく腹がたったり悲しかったりして、駅へ降りたときに疲れた自分がいたと話す。

〈一生懸命生きるっていうことはさ、しんどいことなのよ〉『なんですねぇ』〈そういう人だけが持つ人格の深みがある。闘ってきた人にはある。本物って思う人は、自分の道を闘ってきてる。学生はこころから尊敬して「あの先生のようになりたい」とモデルにして育っていくんです。しんどいのに申し訳ないけど、悩んだらいいのよ、とことん。風邪ひくじゃない。で、熱がぼんぼん上がるけど、上がりきると下がるでしょ。同じだよ。悩んで悩んだら、どん底に行くじゃない？　そうしたら、あと上がるだけ〉『大きい風邪ひいたって……』〈治らない風邪はないでしょ。こころだって風邪をひくんですよ。一回で済むものではなくて、人生長いし、その年代年代によっていろいろ、ぶつかっていく心理的テーマはあるわけ。でも闘いに勝ってる人は、底がどこにあるか、浮き上がる瞬間もわかるのよ。考えて、苦しんできた人は、ここに原点があるの。悩んでこれにしようと決めたときに、完全な決め手となったものが原点として残っているから。同じストレスがきても、そこに戻って、そこから這い上がってくるのよ〉。

このあと、思いがけずDさんとわたくしに同じ時期に起こっていた、「原点づくり」が「自己受容」につながっていく様子が語られる。

『いま、先生のお話聞いてると。わたしはわりと、原点は作られるものではなくて、もとからその人のなかに備わっているものってしか捉えてなかったので、わたしにはそれがないって思ってたんです。先生の話を聞いたら、いまの自分で悩んで作り上げたものが原点になるっていうことじゃないですか。だから、いまこの時期が、ちょうど原点作りなのかなぁ。「看護とは」っていうことを、ずっとこの三、四ヵ月続けて勉強してきて最終レポートをまとめるにあたって、わたし、すっごい悩んで、うそは書きたくないっていうか。今後、臨床や教育するようになったとき、あのときどう考えたかを残しておきたいと思って。論文を十五、六回書き直して。十回目くらいに書いたものを提出して、これを宝物にして残そうと思って、ファイリングしようと思って読み返したときに、なにかおかしいの』。「わたしが書きたいことじゃない」と思った。それで専門家にアドバイスを受けて、実家に持ち帰ってまた直した。そして論文を完成させた。『今度は、書いてあることはぜんぜん偉くもない、たわいもない文章になったんですけど、ひと通り読むと安心できて、やっと「あぁ、これでいい」って思って。やっとできて、それを明後日に持って行こうと思っているんですけど。その「原点作りの一つ」って、いま思って、だから、やって意味があったんだろうなと』。

〈あのね、話を聞いていてね、あーおもしろいなあって思ったの。同じことがね、同じ時期にわたしにも起こっていたんですよ〉わたくしは、初めて出す単著（本書）のある章を、師匠に相談して、学会誌に投稿せず書きたいことを思う存分書くことに決めたことを、Dさんに伝えた。〈学会誌に通るように書かなければならないと、はみだしちゃう、わたしははみだしてる人だから（笑）、そこをぜんぶ削ったらつまらなくなっちゃう。正しい文にはなるんだけどね。そして、その章が自分の臨床家としての原点になるんだなって。同じことが起こっていたんだね。その納得は「これでいいんだ」っていう感じですか？〉『そうそう。「いまの自分はこんなんだ」って、嫌な気分にもそんなにならず、すごいともならず、なんかそのまんまなんです、結構。だから、ぜんぜん誇張した文章も出てこないし、角張った文章になるとそれがすごく嫌で、気持ち悪くて、また消して、また違うの連続で。できるだけ自分のことばでわかる、使えることばで書くっていうのは、こういうことなんだなっていうのをすごく実感できました。大変でしたけど』〈ふたつ思って。ひとつは誇張がないっておっしゃったでしょ。「自分をよく見せようとする自分が嫌いだ」っておっしゃっていたけど、それがなかったんだよね。それからもうひとつは、「いまの自分はこれなんだ」って、そのままだっていう、それは自己受容なんじゃないの。まさに。違う？〉『そうです。そうですよね（笑）』〈しかもいいのは、「いまの私はこれなんだな」っていうのが、「つぎの私はこれなんだな」っていうのにつながるじゃん。一年後の私とかにね〉『うん』〈なんか、未来に拓くっていうかさ〉。

このあとDさんはふたつの気づきを得た。ひとつは『大丈夫』という安心材料を必要としなくなったこと、ふたつは自己評価できるようになったことである。わたくしは、Dさんが気づきによって意識化した対処法(仮面)を捨てずに、自己の実像の一部に組み込むことで精神内界がより豊かに複雑になるよう配慮しながら、対話を進めていった。

『きっとだから、考えると、感じ方がこの一ヵ月だけでもまず変わってきたなと。いままでは自分のことを話すときに、「大丈夫だいじょうぶ」って安心させて欲しくって、言ってたんです。ただ、今回帰ったときに「大丈夫よ」って言われたときに、すごく違和感を感じたんです。なにか気持ち悪いっていうか、「そうじゃない」と思って。いま、そのことふいに思い出したんですけど、それも、その先生のおっしゃった「つぎの自分」になにか、こう、関係あるのかなと。「いままでと、ちょっと違うな」と。極端に言ったら、いやいや大丈夫なんかで落ち着けなくて。なんかこう、苦しんで、しんどいのは、自分が選んでしていることだから、そんなにみんな心配しなくても、わたしは好きでやっていることだから、みたいなところも、ちょっと出てきたかなと思った』。

〈それなら、「大丈夫」って言って欲しかった自分は、いま、どうしてそぉ?〉

『(沈黙)同情されたくないとか、そういうんでもないんです。以前はすごく強がって、すごく誇張してしゃべったりとかがあった。「わたしは強いの。大丈夫なのよ」っていうのを、大丈夫じゃないように見せたりとか、結構無理がすごくあって。で、それを見抜いたうえで、「みんな大丈夫だいじょうぶ」って、「みんな落ち着いているから」って、すごく言ってほしかった、っていうところがすごくあったなって。尊敬している先輩看護婦から「大丈夫」って言われたとき、なにか違うって思って。「この人のことも越えたい」って真正面から初めて思ったんです。いままでそんな風に人のことを思ったことは一度もなかった。「みんなはそれぞれでいいし、この人はこんなところがあってよかったねー」で、ここ止まりだった。それはでも、わたしが人を嫌いにならない手段でもあったなって思って。いいところ先に見て、でもそれ以上考えると自分がみじめになったり、相手が嫌いになるから、そうならないように、いいところだけを見ておこうって。それもやっぱり、先生が言っていたように、そういう時期がきたのかなって。だからすごく大きな節目にいま自分がいるっていうのは、それを感じたときに実感できたんです。それをどういう風に持って行くかまでは、まだちょっと至らないんですけど』。

〈よくわからないことは、勇気を出して答えを出さない。問いをずーっと沈めてね。あなたは自分の言った理屈が通っちゃうもんだから〉。

『あー、それで気持ち悪いのかもしれない。いつも「そうね」って言われるのが、安心材料だったんですけど、そう言われると「あっ」と思うのは、もっと本当はあるのに自分が出した答えに結構みんなが「うーん」って言ってくれるのが、いまは嫌なんです。いままではそんなに思わなかったんです。みんなが「うん」って言ってくれるのがうれしかったんですし、それで自分が確立して「そうだ」って思えたんです。いまは逆に、「無責任だな、いま、自分が」って。それはもう、徐々になんですけど、なってきたんです』。

〈ということは、いままでは評価されたくて、してて、評価の主体が他者だった。いまは自分で自分を評価するようになってきているから、人が〇《マル》って言っても「自分が納得しなければ意味がありません」っていう、評価主体が自分に戻って来た?〉Dさんは深くうなずく。〈人に「すごいね」とか「そのとおりだね」とか言われて確立していた、一見、自信になっていたDさんは、いま、どうなってる?〉

『あー、あるにはあるんです。ぽつんと。そういういままでの自分もあって、それを結構、冷静に見て立っているのはある。だからって、嫌で追いやってるわけでもないんです。いまの自分が。こうやって話しながらも、そういう自分もいままでいたよなって、分析しながら。それはそれでちょっと置いておかないと、わからなくなってしまうから、いままでどうだったかって』。

〈無かったことにしないでほしいの。それはね、なにがいいかっていうとね、ひとつには、そうやって人の評価で自分の幸せや不幸が決まっちゃって、そういう風にしか生きられない人を見たときにね、パッとわかる。あのときの自分と同じだって、とっておくとね〉『あぁ』〈もう、こころの目でわかる。もうひとつはね、Dさんのなかの問題なの。自分で自分自身に評価を下す。けれどそれで安定できないときもある。そのときに「大丈夫よ」って言われることで、ぐんと元気がでる。むかし取った杵柄を使うことが必要なときも出てくるでしょ。そのときはそれを出してくるの。そうしたら手立てがひとつ増えたことになる。そうやっていくと、これからの人生は豊かになるばっかりじゃないですか?〉『うん』〈気がついたらそれをまた武器にして。こんなちっちゃな水鉄砲からバズーカまで〉『はははは（笑）』〈講義のとき、フロイトの図（こころの局所論）を書いたと思いますが、抑圧しないで意識か前意識のあたりにそれを置いておくと、そこが武器庫だからね。すぐに出してこられるから〉。

このあと過去に囚われていたDさんは、面接場面の「いま‐ここで」を生きられるようになり、教師の苦悩と人間としての苦悩を一致させていった。

『いまこうやってしていることが、先生が前に学生さんに「いましか伝えられない本当の、実感のこもった何かを伝えることが、自分に、学生さんにとっていいのよ」っておっしゃったじゃないですか』〈そうです〉『それがずーっと頭に残って、いまの私が伝えられる、いまの私でしか伝えられないことって何だろうって思うと、「ほんとうに看護婦になれるんだろうか」っていう不安があって、わたしもむかし感じていたことで、いまも延長線、そういう意味では一緒なんだっていうことは伝えられるかなって。これはいまのこの時期、このいましかない。上手に話できないんで、みんなの前で。でも、もう、それはそれで受け取ってくれるだろうって。あんまり口は上手じゃないけど、そうなんだっていうのを感じてもらえたら、まっ、いちおう自分には〇《マル》かなっていうように、ちょっと思えて。で、それでずいぶん楽になったんです。それをわたしは友だちに「こういうふうに先生に教えてもらったから、そうするんだ」とか言ったら、「へぇ……」って、不思議そうな顔されたんですけど。でも、言っても、そういう相手の反応にそんなに不安にならないし、それは自分ですごいと思ったんですけど。大丈夫だって思えて』。

〈あのね、いまの話で連想したのは、私は学生が卒論を書くとき、「流暢な文章で書く必要ないよ。へたくそでいいよ。でもね、この一行、この言葉は、自分でなければ出てこない。そういう一言、一行がある論文にしなさい」って言ってるんです。へたくそでいいよ。でもDさんはことば、たぶん、へたくそじゃないよ。話してると鮮やかにイメージが湧くし、やりとりがスムースよ〉『はい』。

そのあとわたくしは、大学教員として講義もしている経験から、自分だけでなく聴衆の資質も生かす講義の仕方のコツを話した。すると『そんなこと言ったら、怒られるかもしれませんが、先生そういうの、すっごい上手。先生の授業はすっごいみんな入り込んで聞いていて、体力消耗してました。すごいと思ってたんですけど』と言う。

わたくしは〈疲れさせて、すみません〉と謝り、キャンセルが出たら連絡することにしてタイム・アップとなった。

近況報告のあとに、かつての自分の姿を写し出す友だちの話題になる。

〈今日は何を話そうと思っていらしたかしら？　なんかずいぶんお元気そうね。違う？〉『はっはっはっ（笑）。気分的にはすごく静か、というか。夏、実家に帰って来て先生とお話ししたあとくらいから、夏まえまでの変な焦りとか、なにかしなくちゃとか、あんまりなくなって、わりと自分のペースで生活したり、勉強したりできてて、そこはすごく落ち着いているんで、良かったかなと思うんですけど』〈そこ「は」ということは、ほかに？〉『あははは（笑）』のあとに、ぽろぽろ泣いて、「生きていくのがしんどい」と言う友だちの話題になる。その友だちは『入り込んでくる人で、怖くて、わたしから距離を取ってた』けれど『自分も昔あんなだった。わたしは昔どうやって立ち直ったんだろうかって思ったんです』と言う。そして、すごく仲良しの友だちが、ひたすら何も言わずに普通に接してくれた記憶が蘇った。そうするとDさんは、自分を持て余しているその友だちの痛みもわかり、そのうえでどうつきあうかについて考えて、上手に距離をとりつつ、なにもせずに見守っていたという。

わたくしはそのことに感嘆し、なにもせずに見守っていること、すなわち無為でいることは、強くなければできないことであり、〈Dさんは治療者としてのセンスもありそうだ〉と伝えた。そして教育者と治療者両方のセンスを持ってる人はなかなかいないことをDさんに伝え、〈そう言って自分を褒めるわけよ。そういう自己愛が大事なの〉と言うと、『マジックにかかりそうでした』と笑う。〈そうそう（笑）。Dさんはちょっと、自己愛足りない感じ〉『あー、それは言われます。「どうしてそんなに卑下する」って』そこでわたくしは、自分も自信がない、だから「自己愛が大事ですよ」と言って、言う度に少しずつ自分を激励していると伝える。すると『うーん。自信があるのと、自分が好きとは、また別なんですか』〈うん。わたしは不器用でね、しょうがないと思いながら、でも自分のことは好きなんだけど。でも自信が「ない」から「ある」まで、どこにでもつねにいられる感じがいいよね〉『あぁ。あぁ』。

つぎにDさんの大きなテーマだった、依存や甘えの話題になった。

『頼れる人がいないんじゃなくて、「頼りたいときには自分が頼って行ける場所がある」っていまは思えるんです』〈うん〉『だから無理して頼らなくてもいいし、弱さを見せてもいい、甘えてもいい、頼ってもいい、というところがあるから、そこが一人、二人とかそういう場所があると、ぜんぜん。もうめちゃくちゃになってもノープロブレムっていうところがすごくあるんです。だから多少、足元すくわれても、そこにあるから、場所が、大丈夫って。自分にそうやって言い聞かせているところもありつつ、それがすごく心地よいというか。それはずっともう、就職する前後くらいまでずっとなかった感覚で、しかも最近になってすごく強くなったんです。なぜだか、それもわからないんですけど』。

〈それはカウンセリングを受けたことと関係ありそうですか?〉『あります。この時期に入って、先生とお話するのでも、もう、本当にワーっていう感じで、ひたすらにつらくって、気分が暗くて重くて。で、もう結構見失ってたところってすごくあって。で、こうやって冷静に、っていうか、ひっちゃかめっちゃかなんですけど、話しながら、なんとなく自分の頭が整理されて、見えなかったものがちょっとクリアーになって見えてくると、「あ、そうだ、そうだ。わたしにはこれとこれがあるじゃないか」っていうのが、ちょっと見えてくると、ほっとして。っていうのは、すごい。だから、きっかけにはすごくなってるんですよね』〈そうだとすると、もともと、人に甘えるとか、依存するとか、必要なときに助けを求める、素直にね、という資質があなたのなかにあったんだね。だけど状況がそれを出すのを許さなかったから、取りあえずないものとして、自分でやらざるをえなかった。そして、ここで封印が解けたんだ〉『あぁ』〈だから、これはもともとあるものだから、今度は自分で育てていく、ここは充分可能だね。ないものをいま取り込むのはすごく大変なんだけれども。ただ、ほら、使ってきてないから（笑）〉『あははは（笑）』。

〈ちょっとまだ、よちよち歩きだけれども、でもそれが十全に使えるようになると、花開くよね。そうすると、ご自分のなかのものが花開くのと比例してね、「あぁ、こういう感じで人に頼るのか……」というのが見えてくる。そうなるとたぶんね、頼ることによってしか自分を支えられない人の気持も、もう少し共感できる〉『あぁ、そうなんですよ。あ、そうですよ。だから今回もそのことを考えながら、わたしも最初、人に頼れなくて、話すのが嫌で、自分でぜーんぶしなくちゃっていうのがあったんですけど、気がついたら、この人とこの人とこの人が側にいて、いつも遠からず近寄りすぎず、ほんとうに上手に距離を保ってくれて、うまい具合に「どうなの？」って、しれっとして声かけてくれるように話を聞いてくれて』〈それと同じことをしたんだ。その友だちの人に。しれっとして〉『あぁ』〈ね〉。

ここで、ケースに空きができたらお電話する約束をして終了した。

セッション5 ―― 同年 十月

対話が始まるとすぐDさんは、今後の長期的な夢とヴィジョンを語った。

『「看護婦が医者を選んでやれる施設があるとよいよね」って話を、仲間としているんです。ぜんぶ医者が主流で、なんで看護大学ができ始めてきているのに、看護大学付属病院というのがないって』〈看護婦さんたちが働きやすくって、「ほんとうに患者のことを考えてる」と判断できる医者を、看護婦さんたちが選んで連れて来られるといいよね〉『そういう人と働きたい、っていうのがすごい強くって。自分がそう思える人についていきたい』。

〈惚れる力があるのね〉『すごく元気になりますし、やる気になるんです』〈自分が惚れぬく力のある人は、ご自身がそうされる資質を持っているということ。もうすぐですよ、「D先輩についていく」「D先生、命」って、こう（腕に）書かれるんですからね（笑）〉『あははは（笑）、恐ろしい』〈あははは（笑）。そうでしょう、恐ろしいことやってるわけですよ。でも、どんな世界でも、その「命」に応えられる人は少ないんですよ、極めて、ね。なるほどね、そこ（惚れ込むところ）も似てますね、わたしとね〉『そうなんです。だから井上先生とお話していると、なんかすごく、ほのぼのする、じゃないけど、ふだん自分ひとりでは感じられないことも、素直になんか入ってきて、自分にすぐ置き換えられる。すーっと入ってきて』と言う。

このあとDさんは、以前、惚れ込んでいた婦長さんを『お母さん』と呼んでしまったこと、小学校時代から、惚れ込んだ人からはかわいがってもらえたことが話され、それも資質であることに気づいていった。また、恋人との関係において、すぐ距離をとって逃げたくなっていたDさんが『すごい大変』な思いをしながら、『状況に耐えて一緒にいる』ことができるようになり、その変化にみずから気づいていた。彼の態度も自己開示的で、そのことにDさんは戸惑いびっくりしながらも、褒められることに慣れていなくて自己評価の低い彼の姿に自分を重ねあわせ、どういう関係をもっていくといいかについて、ふたりで意見を出しあい考えていった。

そして、空きができたら連絡する約束をして終了にした。

Dさんは三週間、教育実習に行ってきた。『もう、生まれてはじめて「先生」って呼ばれて。すごく楽しくて。ああやっぱりよかったかもって』さらに、自分が『思ったより寛容』で『一生懸命にもなれ』て、学生も『お姉さんみたいな感じで頼ってくれて、いまもおつきあいがあって、お手紙くれたり。すごく救われて、支えになった』〈今日、なにかいい顔してるよ〉『あははは（笑）そうですか。なにか、ふっきれるものがあって。今日はもう年末のご挨拶、言おうかなとか』と明るく笑う。

Dさんは自分の性格傾向を分析して、二つの欲求が出てきた。

ひとつめは「他者受容」のテーマである。『自分でもまだ理解できない自分っていうのが、結構たくさんあるんで。まだまだ不透明っていう感じなんですけど。やっぱり前みたいにガーって思い詰めるようなこともなくて、ただちょっと、自分の傾向として、悪い所も良い所も受け入れるような感じなので。でも最近、思うのは、もうちょっと、こう、「人を受容できる自分になりたい」っていうのと、「なぜわたしはこんなに人に比べて、ひとりになりたいって思うんだろう」っていうのが大きいテーマなんですけど』。

〈このごろ「人がどういうふうに自分を見てるか」って気にならなくなったんじゃない？〉『あ、前ほどはぜんぜん気にならないんです。もし誰かがわたしのこと言ってても、それはその時のことって思えるようになったんですね。それで、ずっと、わたしがだめな人って思われてるんじゃなくて、それはその時のわたしに関してのことだから、もうそれで終わりっていう風な感じで』〈つまり、行動の否定であって存在の否定ではないってことよね〉『だから、その点ではぜんぜん楽なんで、そういうふうに欲が出るっていうか、

「もうちょっと、こうしたい」って思うようになったのかなっーと思うんですけど』〈おぉ（感嘆）〉。
ふたつめは「一人上手」のテーマである。『冷静に、なんか、自分の周りの人と違うところが、ちょっと見れるようになったんで。最近思うのは、結構「単独で遊びに行ったり、ひとりで行ってみたい」が強くて、それで楽しかったりする。なんでわたしもこんな風になったんだろうって。昔はそんなことぜんぜんなくって、いっつも誰か側にいないと。ひとりで行動したいって思ったけど、なにかできなくて、それが嫌だった。だからその反動なのかな』。

〈それはね一人上手っていうんだけど。あの（講義の）とき、愛着のところで話さなかったかな？〉わたくしは、子どもが母親イメージを内在化して、やがてひとりの時間を過ごせるようになる過程を話した。〈それ（一人上手）はカウンセリングの目的でもあるんだけど、こう伸びようとするDさんの力を阻むものが、きっとあったんだよね。お母さんがあなたを手離すと寂しかったのかも、怖かったのかもしれないね。それが、お母さんといろいろ話したりして、お母さんはお母さんでそういう感じになったのかな〉『はい。人より遅いんですね』〈遅かった分、ずっと考えてきてるから、問題に深みが出てて、実際に行動としてできるようになった時代は遅くても、完成度は高いかもね〉『そうだとうれしいです』〈わがままっていう言葉があるじゃない。「わが」と「まま」のあいだに点を入れるの〉『あぁ』〈自分の思うまま〉。

『そうですよね。でも一歩間違ったら、すごく自己中心的なわがままな人になってしまう。まだその点が至らなくて、ここが開きかけたくらいなんだと思うんです。でもよくよく見たら、そうやって気ままにやっている人はいて、わたし以外にも。でもやっぱり、わたしはそういう人が好きなんです、やっぱり』でも『わたしは私でいいんだけど、でも、他人にいつも関心を持って取り組んでいかないと看護はできないっていうのがすごくあって。「わたしは私」っていう自覚は、ある程度人を切り離すんだし、そこで切ってしまうと、その人が何を本当に求めているか、何を考えているかわからないと思うと、確かに「冷たい」と言われたら冷たいんだろうなと思って。友だちはそれでいいけど患者さんとはそれじゃだめだよなと思って。ある程度、嫌でも面倒臭くても「わたしは私」と思っていても、そこはあえて入って行かないといけないところに技術がいると思った。今度帰ったときには、もっと、こう、自分の力も同時に活かしながら、もっと人の言うことも聞けて、判断できるようになりたいっていうのが、結構あって』と言う。

そして患者との人間関係に入り込みすぎない対話の技術に話が進み、わたくしは対話精神療法の「三角形の構図」〔本書、第一章参照〕について話をした。

わたくしはセッション3で、Dさんは自分の成長を止めていた大きなものをひとつ越えたと判断していた。そしていまDさんは「人間として大きくなろう」という意欲に満ちてきたと直感したので、Dさんが自己形成するのを援助すべく、問われたことがらに積極的に、カウンセラーとしてよりは人生の先輩として、考えや経験を語った。ただ、わたくしのこの姿勢はセッション1からすでに密かにあったものである。なぜなら、Dさんの無意識は、わたくしの講義を聞いた時点ですでに、みずからのテーマを洞察するだけでなく、同時に自己治療し始めていると感じていたからである。

さらに対話は進み、Dさんは遠い将来の夢も語った。

臨床への思いも深く、何年あるいは何十年かの教職を経たあと、再び『現場に戻りたい。そのときは大きい病院ではなくて地域に根差して、井上先生の師匠の先生のように、ホームドクターのように普通に接するのが理想なんです。でも、それをやるためには、人間的にそれを受け止めるだけの器を自分が作らないと。

長い目で見て考えれば、できないことないかなって』。

つづいて、自分を作るには『自分のアンテナがそこに立ってないと、「あっ」この人だって思えないじゃないですか。あぁ、なにかすごい人なんだなあって思ったとき、一歩、こう、自分が「あっ」って思える人に、もうちょっと深く入っていかれない、「自分が向上したい」っていう気持がなかったら、と思うんですよ。だからわたしにとったら井上先生がすごいっていうか、先生ともっといろいろお話してみたいな、というのがすごくあって、ひきつけられるものがあって、あのとき一瞬迷ったんですけど、これを逃したら、ここでしか会えない、もったいないってすごく思って、こういう機会を頂いたんですけれども。「すごいなー、すごい先生もいるもんだ」って終わっていたら、たぶん、こんなに色々考えることもできなかったと思うんです。まずそういう人を見つけるっていうのも、自分なりにそれなりの何かがないとだめなのかなって、ちょっと思ったりしてるんですけど』〈神田橋さんが本にも書いてるけど、「師匠との出会いは弟子の実力にもよる」と〉『実力ですかぁ……、ありがとうございました。あの、今回のこのテープを頂きたいなと』〈あぁ、いいですよ。今回のだけでいいの？〉『あ、とりあえず』ということでテープをお渡しする。

そして、キャンセルがあったらご連絡することをお約束して終了した。（テープは次回いったん返却して頂いて、テープ起こしをした。）

セッション7 ── 翌年 三月

Dさんとわたくしの日程が合わず、キャンセルもなく、ご連絡できずにいたところ、「とにかくもう一度でいいから会いたい」というお申し出が相談室の受付にあり、時間外であったがお会いすることにした。

Dさんが大学院を修了して帰省する日の夕方の面接である。

〈さて今日は何を話そうと?〉『今日は先生にお礼が言いたくて。そんなこと言ったら怒られると思いながら（笑）』〈そうでしょう。わかってんだわ（笑）〉『正式に教職につくことが決まりまして』しかしDさんとしてはもう一度臨床に戻って理論と実践を一致させてから教職につきたかった旨が述べられる。実践から離れると教育も机上の空論になるから、〈患者さんと離れてはだめ〉とわたくしも提案した。ふたりで案を出しあって、訪問看護などのボランティアを休日にさせてもらうことで意見が一致した。〈訪問て、患者にとって自然なシチュエーションだもんね〉『あぁ、もう、感動しました。このまえ行って』将来は地域に根差した看護がしたいという夢が前回に続いて語られる。

つぎに、看護の学校教育と現場の課題が明示される。

習慣と勘で進んでいく現場に、理論を頭いっぱいにつめた学生を臨床実習として出すとき、理論vs感性の闘いがある。現場からは『「そんなことはウチでは教えられません。学校でどうぞ」って、切り口上に言われてしまう。だから学生といっしょに、もう、頑張るしかないな、結局は。学生もわたしも板ばさみになって、一緒に悩んでやっていかないと仕方ないかも（笑）』と言う。そこには、逃げの姿勢も、やらされたという感覚もない、難題を自分の闘いとして引き受け、戦闘態勢をみせるDさんがいた。〈感性と論理と両方あったらいいもんね〉『そうなんです。やっぱり学会とか、なにか外にいろいろ出て行かないとだめだってすごく思った。いままであんまり思っていなかったけど、入ってみようかと思って準備している』。

『あと、課題は、自主性をもって取り組むことがあんまりなかったなと思って。押し付けられたっていう感覚がすごく強くて。で、誰も助けてくれないし、結局、結構、自分で抱え込んじゃって。ですけど、「私はこう思うけど、どうでしょうか」って投げてみるっていうことをできたらいいな、今度は、って思うんです』〈そうねえ。でもカウンセリングはご自分から来られたし、やり遂げられたぞ〉『はははは（笑）そうですね』〈「もういいのに」ってさんざん（わたくしに）言われながら（笑いながら）、結局、最後の日まで来てるし。あははは（笑）〉『あはははは（爆笑）』。

さらに、新しい職場にいかに適応するかについて真剣に問うDさんに対し、わたくしの経験を話した。話が新鮮だったようで、Dさんはひとつひとつ驚きながらメモを取っていた。わけてもわたくしは、Dさんが若くして優秀であるため、嫉妬される可能性を考えて、嫉妬の構造を伝えておくことにした。

〈「自分だってそうなれたかもしれないのに！」って。自分も相手と同じ資質があるのに、自分には花開いてなくて相手のなかにだけ資質が花開いているときに、ジェラシーが起こるのよ。逆に言うと、ジェラシーが起こったら、その人が輝いているのと同じ資質が自分にもあるということに気づくチャンスなの。それをどう磨くかよ〉『あぁ』Dさんはその、資質と嫉妬の捉え方が、嫉妬に狂って醜くなるか、いまより素敵になるかの「分かれ道」であることに深く納得し、『わたし結構、むかしはジェラシー強かったけど、最近は、あーこの人すごいなぁとかなっちゃってるところがあるんで』と変化が語られた。〈それはね、自分の資質がある程度花開いてきているからよ〉『えーっ？　そうなんですかねぇ』と驚き、『大学院の二年間、ジェラシーをバネにして闘うべきだったか、自分は自分でやることがあるんだからそれをコツコツやればよかったのか、と迷う』と言う。〈自分の道を乱されないってこと。その闘いが自分の行く道の途上にあるなら、闘うし〉『あぁ、そうですねぇ』……『なんか、先生とお話ししていると、なにか考えてたことが、なんだ考えなくていいことだったんだっていうのが、今日いくつか出てきたんで、もう、考えるのやめます』と笑う。

そして、Dさんの素直に甘える、愛らしい資質が小さな花を咲かせた。

『本当にありがとうございました』〈いいえ〉『一年間、しつこく』〈本当に長くて（笑）〉『ずいぶん前に、井上先生に「もう来なくていいのに」って、もう三回くらい、何かおっしゃってたじゃないですか。今日も友だちに「わたし夕方、井上先生と」って言ったら、「しつこいなぁ、あんたも」って。「挨拶に行く」って言ったら、「そんなことに時間使わせないでって、怒られるんじゃないの」って言われて』〈あははははは〉『でも「いいんだ」って』〈ふふふふ（笑）〉。

〔Dさんのこの「いいんだ」には万感の想いがこめられている。そこにはもう「ごっこ」ではない、本当の甘えがあった。〕

〈最初のテーマは解決したんだっけ？〉『はい、三回くらいで解決したんです』〈あっはははは（爆笑）。なんで、わかっててさあ！　参ったな、もう！〉『ちょっと、不良な、不良というか』〈まぁいい、しょうがない〉と、和やかな雰囲気がふたりを包み込んでいた。

そのあと、Dさんの側からみた面接経過のまとめが語られた。

『それこそもう、一回目は、どういう風にしたらいいんだろうって。探りあいじゃないですけど、どういうふうに話を自分がしたらいいかわからないですし、先生からどういう応えが帰ってくるかわからないっていう、やっぱり不安もあったんで、どうかなって、やっぱり構えてて。で、まぁ、終わる。一回目終わるくらいに、あ、話しても大丈夫だ、きっとまた次に来たときに、先生は「じゃあ今日は、何をお話ししましょうか」って言ってくださって、唐突に何を話しても聞いてくださるっていうのが、なんとなく一回目で、なんとなく感じられて。で、二回目はもういきなりその話がボーンと入って、ワーってなれたんですよね。二回目で話したことが、二回目は、こう、感情がワーっとなって、でも出せたっていう、なんか、こう、満足感というか。じゃ、出してそれをどうするっていうところが、もう三回目だったんで。それでこれからの自分っていうものを考えれるようになったんで、やっぱり先生とお話ししたことが、すっごいありがたかったなぁと思って』。

さらに、卒業式のように「あんなことがあった、こんなこともあった」と語られて、時間が過ぎていった。そして面接時間終了時に、将来的なこととして論文公表の可能性を伺ったところ『お役に立てるなら』『実はわたし、また、性懲りもなく、どっかでまた先生とお会いできたらいいな……って思っていた（笑）』と言われた。そして最後に、わたくしたちの出会いの初めが語られた。

『先生が講義のなかで、抱き締められたことがあんまり小さいときにない人は、こう、守られているとか愛されている自信というか、感覚が養われないから、大きくなってもやっぱり同じような感じでっていう話をされたときに、「わたしがそうだったかもしれない」って思ったときに、もう、すごーい悲しくなって、先生のお顔を見ながら、もう泣きそうになってしまって。その前後にまたいろいろお話しされているときも、「あぁ、そうだ。あぁ、そうなんだ」って、ずっと思って。午前中の講義が終わると、もうドーッとなってしまって。やっぱりどっかですごくひっかかって、もうこんなに泣きたくなって、ワーッてなってしまう自分を、どっかで終わらせたいというか、どっかで、こう、次に進みたいっていう欲が今度は出てきて。いま先生に言わなかったら、きっと先生にお会いすることはもうないだろうし、受けれるもんならカウンセリングを受けたいって思って、だったんです』。

Dさんは、講義の時点でかなりの自己洞察がなされていたようなので、講義の内容とそのとき感じたことを対応させて書いていただけないか、とお願いしたところ、『にいっ　恥ずかしい。文章はめちゃめちゃなんで、箇条書きとか、そんなんになるかもしれない（笑）』という承諾を下さり、お願いすることにした。

そしてDさんは急ぎ空港に向かった。

最終面接から三週間後、Dさんはわたくしの研究室宛てに、前述の「講義の感想」を送って下さり、わたくしは神田橋先生の『対話精神療法の初心者への手引き』（神田橋 一九九七年）を、Dさんの学生の教育や患者との対話に役立つかもしれないと考えて、お送りした。

面接の終わり方について、スーパーヴァイザーからコメントがあった。

> フロイトに「終りなき分析と終りある分析」の論文がある。カウンセラーとする分析は終りある分析で、それが終わったら、ひとりでする終りなき分析が、あと待っている。僕はたいてい終わるときに、そう言ったほうがいい人であれば、言うことにしている。見かたを変えれば、ふたりでやるカウンセリングは、今後ひとりでやるカウンセリングの練習をしたんだともいえる。それとほとんど同じことを、ミルトン・エリクソンは「今後、私の言葉はあなたの同僚の声として、そして風の音や波の音として、あなたのなかで響き続けるでしょう」と言うんだよな。そういうことを踏まえて僕がつくった言葉が「出会った関係に別れはない」なんだ。みんな浅いレベルでしかとってくれないけど。すべて同じこと。このクライエントには、終わるとき、そういうことを言ってあげるのがよかったろう（神田橋 一九××年）。

考察

共感について

人は「共感」を、だんだん育ってくるように言うけれど、必ずしもそうではないということを、Dさんは教えてくれたと思う。出会った瞬間に共感が生まれているからである。そして、そのほうがむしろ、「あぁ、この出会いを私は待っていた」と感じるこころは深い。

たくさんの治療者のなかからDさんは、自分と相性のあう人がみつかった、自分の持っているテーマと響きあう人だと感じて、わたくしを選んでくれたのだと思う。

それが正しい考えであるということは、わたくしの側の、Dさんを引き受けるときのこころの動き、面接中の響きあいが証明していると思う。Dさんは、「ともに理解しあえたという出会い」というものを求めて、求め続けてもなかなか得られない、というテーマを、そもそも持っていたといえるのかもしれないからである。だからすべてが、講義のとき、あるいはDさんがわたくしに声をかけてくれた最初のときに、凝縮してあったのである。

Dさんの問い

Dさんは、成長を阻む困難に次々に対処するかたちで生きてきた。そしてその対処法は成功し、周囲からはすぐれた人という評価を受けていた。けれどもう、その場凌ぎを積み上げることに虚しさを感じていた。「仮面をつけて積み上げてきた対処の根底に、母親との関係のもつ障害的困難がある」ということにだんだん気づいてきた。そして、「繕っていくだけの人生に意味があるのだろうか」と思い始めた。過剰な母親とのふれあいを避けるために、ふれあいを減らしてきた人生だった〔セッション1〕が、その実存的問いを問い始めて、再び、ふれあいを求め始めた。そして、誰も知らない悩みをわたくしに打ち明けて、「自分とは何か」「自分にとって真実は何か」という問いへの答えを、ともに探し始めたのである。

仮面から実像へ

母親は、Dさんが「人より優れた子であるのが当然のこと」〔講義の感想5〕という人だったから、Dさんはものごころついた頃から、母親との関係維持のために頑張らざるをえなかった。しかし、それを学校で発揮し先生に認めてもらおうとしたところ、友だちからの反発をかうことになった。そこで、友だちからいじめられないようにするために、小学校以来、本当は頑張っているのに『頑張ってないのにできる』〔セッション1〕という「軽やか仮面」をつけることになった。そのDさんが大学院では、ほんとうは不安で自信がないし努力できなくなっているのに『頑張って着実に努力している』〔セッション1〕という「重厚仮面」をつけて対処していた。

この変化をどう考えたらいいのだろうか。『頑張ってないのにできる』という「軽やか仮面」のほうは、内側に実際は確かに頑張っている自分がいるから、仮面に体重がかかっていない。そして、友だちの敵意を回避し、先生にも受け入れられて、学校生活は充実していた。しかし大学院時代のDさんの『頑張って着実に努力している』ようにみせかける「重厚仮面」のほうは、内側に不全感や自信のなさを抱えているから、仮面に体重がかかっている。つまり、当初は道具であった仮面が、支えに変っているのである。

しかし、Dさんが語ってくれた生活史のなかには、成功していた「軽やか仮面」が途中で挫折した気配はない。だとすれば考えられるのは、「軽やか仮面」の内実である頑張るということが実は状況処理的対応だ、ということを対自化し問題化するほどにDさんが成長したために、つまりアイデンティティのテーマを正面から問い始めたために、頑張るということが維持していけなくなったのではないか、ということである。つまり、内側から「頑張りなんて、単なる適応手段じゃないか」という思いが出てきたために、この頑張るということが崩壊した。しかしアイデンティティが見つかるまでは、とりあえず外に向かってはこの仮面で対処していかなければならない。要するに「重厚仮面」は実は、もうひとつの別な仮面ではなくて、「軽やか仮面」の残骸だと考えられるのである。

母親との関係を処理するための「頑張り」は、看護婦時代の職場スタッフや大学院時代の先生たちとの関係の気分に近いものであったと察することができる。婦長さんに認めてもらおうと頑張り、婦長さんのことを『お母さん』と大声で呼んでしまったエピソード〔セッション5〕などはそれを如実に物語っていよう。しかし、その「頑張り」気分は徐々に、残骸的で自己自身によって肯定されないものとなり、この「頑張り」パターンを行使する力は非常に弱まってきていた。そして、そのしがらみからの脱出の試みを援助する者としてわたくしが選ばれたのではないだろうか。

セッション7のDさんは、わたくしへの甘えについて『ちょっと不良な、不良というか』と言っていた。Dさんが生まれてから今日までで意識して不良をしたのは、小学校時代の家出（セッション1）と、高校合格時の退学企図（生活歴）である。その結果、母親との関係は悪化し、父親からは初めて殴られたのであった。不良というものは、閉じ込められている檻からの脱出方法としてはかなり普遍的なものである。エネルギーに満ちているDさんは、外に向かって不良というかたちで脱出を試みてきたわけだが、ずっと許されなかった不良行為が相手（カウンセラー）に承認されるというかたちで成功した、初めての体験であったと考えられる。Dさんへのわたくしの徹底した承認は、わずかにでも乗り越えの援助になっていたのであろう。そして、新しいパターン（アイデンティティ）と古いパターン（頑張り）の葛藤が、カウンセラーとの関係のなかで乗り越えられて、対母親関係、対指導者関係の葛藤が解決に至ったものと考えられる。

ともかくその過程でDさんは、重要な他者との、関係維持のための「頑張り」からも「軽やか」からも解き放たれ、看護というみずからの道を進むための原点を見いだし、主体的努力を獲得したことによって、「仮面」が「実像」となっていった。そして、今日までのみずからの人間としての苦悩を学生たちに語り、その出来事をきっかけに、教師としての苦悩と人間としての苦悩が一致し、つくりものでない教師の道を歩み始めたと思われるのである。

人は、自己の内的分裂の状態を、裏表とか、仮面と実像とかというが、実は、自分の資質にないものは仮面として表につけることもできないのではないだろうか。だから、Dさんが幼いころから母親との関係維持のために知らず知らずのうちにつけた「頑張り」仮面は、実のところ、表面〔一重目〕であると同時に、裏面の実像〔二重目〕のさらに裏〔三重目〕に、資質として控えていたものであり、その資質が、仮面として使われるとねじまげられるが、正当に使われるときには、開花するのではないかと考えるのである。

個我の連帯

Dさんの問いは「個我の確立」への問いであり、「わたしは」「わたしは」という主張である。そしてDさんは、自分で納得がゆき宝ものになる「看護論」を書き上げた〔セッション3〕。同じ時期にわたくしもまた臨床家としての原点になる論文を書き上げていた。〈個我の連帯〉が起こったわけである。それは「われわれは」「われわれは」と叫ぶたぐいのつながりではなく、紫陽花のように個我がひとつひとつの小さな花でありながらもとのところでつながっている〔真木 一九七七年〕、そんなイメージとしてわたくしには体験された。

そしてDさんが看護論を書き上げるプロセスで『角張った文章になってくると、それがすごく嫌で、気持ち悪い』〔セッション3〕というときの「気持ち悪い」と言っている主体は原点そのものであろうことを考えると、原点というものは、自分の行動によって作られるものなのか、それとも、ていねいにていねいに納得しながら行動していけば、原点は作られてくるのではなくて発掘されるのか、という問いがあとに残された。

小括

本章では、仮面の自己を生きてきた成人女性が、自己の真実を見いだして、貼りついてとれなくなっていた仮面を一旦脱ぎ捨て、やがてそれが資質として花開き始めた姿を描出した。

ふたつ反省がある。

ひとつには、――わたくしはDさんの訴えを、母親との関係のテーマと捉えた。しかし、Dさんが父親の悪口を言ったときに母親が「そんな風にしてしまったのは自分かもしれない」〔セッション2〕と言っていることからすると、父を巡る、少なくとも母親の側からは「女ふたりの父親を巡っての闘い」という視点が抜け落ちていたかもしれない。スーパーヴァイザーからも、父の娘に対する気もち、娘の父に対する気もち、そのすれ違いのテーマに井上さんは目がいかない〔神田橋 一九××年〕という指摘を受けた。

ふたつには、――Dさんはセッション3で、面接に来る車内で騒がしい子を露骨に嫌がっている人をすごく嫌がったこと、またセッション4で、人を嫌いにならないためにいいところだけ見ようとしてきたこと。すなわち、Dさんは「人の悪いところが目についてしまう」ことを語っているのに、それに関して井上さんは全く共感できていない〔神田橋 一九××年〕とも指摘された。わたくしの力不足である。お詫びして今後の課題としたい。

さらに、セッション1でわたくしがみずからの饒舌に気づきながらも止められなかったのは、言葉に意味はなく、音声を用いて「大丈夫、だいじょうぶ」というメッセージを送り込んでいた〔Dさんがそれを必要としてきたことがセッション3で語られる）という指摘も受けた。そして、このアナログ的な無意識水準の「感知」を、デジタルな意識水準の「読み」に変換して言語化を図ることにより、瞬間の診断学へと洗練させるように（神田橋 二〇〇一年）と、つぎなる課題がわたくしには与えられた。

そしてわたくしは、原点を見いだしたDさんとわたくしに贈られた、「ボクは節目という言葉が好きでね。というのは、節のところは固いがね。節は何番めかの原点なんだよ」「嫉妬は相手の敗北宣言なんだよ」（神田橋 一九××年・二〇〇一年）ということばを噛みしめた。

謝　辞

Dさんがわたくしを相性の合う治療者として選び、拙い面接を心待ちにし、自己実現されたことで、わたくしは援助者として少し自信が持てました。公表の御快諾に感謝し、御健闘をお祈りして、この一文をDさんに捧げます。ありがとうございました。

引用文献

梶田叡一（一九八〇年）『自己意識の心理学』東京大学出版会
神田橋條治（一九××年）スーパーヴィジョンのコメント
神田橋條治（一九九七年）『対話精神療法の初心者への手引き』花クリニック 神田橋研究会
神田橋條治（二〇〇一年）スーパーヴィジョンのコメント
真木悠介（一九七七年）『気流の鳴る音』筑摩書房

参考文献

前田重治（一九八五年）『図説 臨床精神分析学』誠信書房

対話　その四

井上さんは子どもの治療を専門にしており、研究も教育も子どもの領域を担当している。そしてそこでは、クライエントの心の世界に共振れして、井上さん自身に起こってくる反応を関係の中に投入するのを得意にしている。これは、関与が従で観察が主である通常の面接と異なり、観察しながら関与するという関与が主の面接となる。Dさんのような大人の面接では、井上さんの面接が一般の心理療法家のそれと異なる様子があらわに見て取れる。悪く言えば素人っぽい面接に見える。クライエントに入れ込んで、自分の体験や心境や研究結果なども教えたりする。いわゆる「枠を無視した心理療法」

の様相である。幸い、Dさんというクライエントは、広い意味の治療の専門家を目指し、かつ教育者そして研究者をも目指すという、井上さんと似た道を歩いている人であり、講義がきっかけでカウンセリングにきた点は、ゼミの学生に似た立場でもあるから、井上さんのこの、なんでもありの面接が素晴らしい成果をもたらした。Dさんの過剰なまでの治療意欲も有利な条件であった。

このような、一言で「相性が良い」といわれる種々の好条件を備えているクライエントとは異なる、それも成人のクライエントを、井上さんはどのように治療するのだろうか。これまでの心理療法の先達たちが創出した沢山の技法の中から、自分に使えるものを導入して守備範囲を広げてゆくのだろうか。それは成長と呼ばれよう。あるいは、ずっと子どもの治療や研究に留まって、これまでの技法や洞察を精錬してゆく道を選ぶだろうか。それは上質のオーソリティへの道であろう。

おそらく、そのどちらの道も選ばれないであろう。ボクにはそんな気がする。なぜなら、両方の道はともに安全な選択肢であるからである。井上さんの内なる資質と荒ぶる魂は、安全な選択肢であるというそれだけの理由ででも、両方の道を拒否しそうなそんな気がする。Dさんはいろいろもっともな事情を抱えてはいるが、外見的にはそこそこ充実した安全な人生を歩いている。しかしDさんには自己納得がない。「このままじゃイヤだ」と魂が叫ぶから苦しんでいるのであるし、納得できる自分へ変わろうとしてもがいているのである。井上さんの資質も魂も、そこそこの水準で納得するたちではなさそうだ。そして、なかなか納得しないという自身のもがきを正面に据えることで、井上さんの心理面接の守備範囲は広がるのかもしれない。自分の現状を納得できないというのは、ほとんどのクライエントの普遍的なテーマであるから、その主訴を焦点にすることで、井上さんのカウンセリングは、現在と連続して広がるだろう。それは、「無意識を論じない心理療法」と呼ばれるようなものになるだろう。すでにその萌しが本書の隠し味となっている。

ふと思う。井上さんは探し求めてボクに会い、ボクを師とした。Dさんは長年持ち続けた問題についてこの人と思い定めて井上さんを治療者として選んだ。その治療過程を経て、Dさんは仮面でない自身を学生や患者の目前に提示することができるようになった。きっと生徒たちの幾人かがDさんを師として選ぶ日がくる。人は選ぶことを介して育つだけでなく、選ばれることを介して育つプロセスもあることをDさんが知る日は近い。

第二部

育つことと育てること

「どのような技術の世界でも、一歩先を歩いている者は、後進の師となるべきである。その心組みが自身を育てる」——という師匠の教えに従い、後進の方々に役立つことを願って、わたくしの体験を語ることにする。

第五章　ふりかえりの大切さ

――ほどほどの反省が子どもを大きく育てる

あるケースカンファレンスで、初めて会った「鬼」の異名をとるY教授に、めった斬りにされたことがある。そのときわたくしは学校に戻った不登校児の治療報告をしたのだが、Y先生はまるでフグ刺のように、その治療の悪いところを並べ、『豊かな内閉（不登校の状態）を生き抜かせないで学校に返すなど……それはきみに哲学がないからだ！』がとどめのひと刺しだった。

傷口から血がどくどく音をたてて流れだし、全治三ヵ月の重傷。

泣いて泣いて泣いて、Y先生を恨んだあとに……みずからの生き方の弱さ（「クライエントがみんなから外れるのが心配」という思い）からくる、治療の欠陥が見えてきた。ようやく立ち直ったときの心模様は「この試練、生かせぬような器ではない」という自己信頼感だった。

けれど実はこれは「討ち死に」後のY先生の手当てに負うところも大きい。

先生はその一件のあと、そっと会場に戻り、ひとりスライドを片付けていたわたくしに語りかけられた。『僕がなぜあんなに厳しくしたか、わかるな』「ぐっ、そんな一言で失地奪回させてなるものか」とはわたくしの声にならぬ声。ところがそれに続いたY先生の親身な一言であえなく降参。『力があるから鍛えたのだ』と。くやしいけれど頬は見る間に白糸の滝。そこに先生は間髪を入れず次の課題呈示。最後の包帯は、その課題達成の暁には『面倒みるよ』の一巻きだった。参った！ ……それからのわたくしは猛勉強した。そして「大きく育った」と、誰もいってくれないので、自分で言って話を先に勧める。

叱責が、相手のなかで「みずからをふりかえ」らせ、かつ「自分で自分を耕す方向に意味を変え」させたのはいったい何だったのか。そのコツを、鬼の名人芸から探ってみよう。

子どもの自己教育力を育むコツ

① 導く者の権威
② ルール・管理と指導
③「切る」と「捨てる」は大違い
④ 叱るも褒めるも的中・簡潔が勝負
⑤ 叱責を栄養にできる子どもの資質

もちろんこれが全てではないし、普遍的とはいえないだろう。こと権威に関しては、権威者の側がいかにそれを維持するかが問われるばかりで、勘違いが多く、視点の転換が必要と思われる。それに、教師や学校の権威を守るためにルールと管理が混用される、という問題もある。

「叱責」という教育的指導についても、その結果や効果を問わずに、教師や親は指導したつもりだが実は子どものこころに傷を負わせただけ、という行為がまかり通っている。しかも大人の側に反省がない。もし医者なら「ある薬を、効くかどうかわかりませんが使ってみました。その結果、病が重くなりました」では許されないだろう。しかし教師にはそれがあたかも許されているかのようなのだ。

いじめた子を叱ってみたら、いじめがよけいひどくなり、気づいたらもう手遅れでした、などというのはまだ日本のそこここに見られる現実である。指導の効果が検証されない、指導の誤りが認定されない、したがって改善・工夫がなされにくい、など課題は山積みである。

① 導く者の権威

「ある社会科の教師が、自分の指導の間違いを認めず、その結果、女子生徒のこころをひどく傷つけ、謝罪を求められた。しかしそれに応ずることなく、結局、告訴された」という新聞記事があった。教師の権威を守るため「みずからに非なし」を装い、かつ「しめつけ」によって従わせようとする行動が、教育現場に横行しているように思う。そうすることで教師も学校も威信を保っているつもりでいるが、それは本人たちの思い違いである。

権威とは何か？——それは子どもの側、あるいは患者の側、すなわち「弱い立場」の側が生み出すものだと思う。

わたくしはさきに、Y先生の名人芸に「参った」といった。ことばを換えると「敬服」したのだ。なぜY先生は叱責のあと戻ったのか？　鬼と仏の使い分けというむきもあろう。しかしより根底的な理由は、「厳しく言い過ぎた」とご自身の行いを省みられたからである、とわたくしは睨んでいる。わたくしの傷から流れる血の音を聞き落とす人ではない。その出血量は先生が激怒した分に相当する。——Y先生は日本でも有数の心理臨床家である。だがそれでも人間である以上、完全ではない。そのことを先生は痛感されているにちがいない。道というものは、極めれば極めるほど、自分の不完全さが見えてくるものだ。その後、先生が常日頃「自分の人格的偏り、治療の偏りに敏感であれ」と治療者に指導しておられることも知った。そして、人に言うばかりでなくご自身もそれを生きておられる。だからあのとき、叱責のさじ加減の狂いを省みられ、手直しをした。そこがすごいところなのだ。

あのときの先生にはごまかしがなかった。そして、後進を育てようという使命感があった。そうして導かれる側が「この人は力量がある、信頼できる、この人の言うことなら、聴ける」と思ったとき、はじめて、指導者に権威が生ずる。これが真の権威である。すなわち「導かれた者が敬服すること」、これが権威。

② ルール・管理と指導

子どもを規則に従わせることを「教師の見かけの権威」を守るために乱用している向きがある。もちろん集団活動を維持するためのルールは必要である。だが本来、ルールとは、その集団成員の必要から発生したもので、それがなくなると成員が困る質のものを指す。それ以上の規則のおしつけは管理と呼ぶほうがよい。たとえば、スカート丈を長くした制服は校則違反で罰せられる。服装の乱れはこころの乱れというわけで、ひところ生活指導の先生が物差しで長さを測り、その場でハサミで切って規則に従わせるというようなことがあった。スカート丈が長いと集団の何に支障をきたすのだろう。それで困るのは、本人の裾さばきが不自由になるくらいなものだ。叱られて彼女らが仕方なく従ったとしても、それは管理が達成されただけであり、ルールが保たれたことにはならない。

「彼女らはなぜ、そういうかたちで自己主張せざるをえないのか」「その行為でなにを訴えているか」を五分でいいから聴く。ただそれだけで、管理されなくても行動に変容が見られるにちがいないのに……。なぜなら、そんな方法で自分を目立たせなくとも自分を認めてくれる人を、彼女らは見つけられたのだから。

叱るも褒めるも、なぜその行動をとったのか、行動そのものでなくその心根（動機）に照準をあわせてことばをいれる。それが指導であり、その結果、教師や親に従うことを生徒が誇りに思ったそのとき、ルールが生じ、指導した者に権威が与えられるのである。

③「切る」と「捨てる」は大違い

Y先生に切られたわたくしの傷は深く、ひどくつらかった。だとすれば、切ったほうの先生もつらかったにちがいない。それは、自分が苦言を呈する立場に一度でも立つとわかる。指導は理解されないことのほうがはるかに多い。たいていは恨まれて終わり。ひょっとして相手が弱ければ、そのまま潰れてしまうかもしれない。だから相手のその後の変化に気をつけながらずっと見守らねばならない。……それらの思いをひとり胸のうちに抱えつづけるのが、教育的な「切る」ということなのである。

これには心労が伴う。だが、そうまでしても正さねばならないことはある。子どもは知らないことだらけなのだから。そのとき指導者は、岩のように頑として、孤独に耐えなければならない。ところがいま、学校でも家庭でも、怒りをぶちまけてそのあと自分を相手を顧みないという叱責が、指導としてまかり通っている。大人の側はせいせいして、子どものこころに傷だけが残る。これを「捨てる」という。

幼き者・弱き者を「切る」には、指導する側に、譲れない一線と、見守りつつ孤独に耐える力が要る。

④ 叱るも褒めるも的中・簡潔が勝負

子どもが叱られているとき、よくこんな光景を見かける。――うんざりした様子で『はい、はい、はい』と、いい加減な返事をしている、萎縮して体が固まって壁となり言葉が入らない、嵐が過ぎたらどこかに行こうとして体が「用意ドン」の態勢になっている、などである。そのような場面での共通点には、大人の叱る言葉が長い、くどい、頭ごなし、ただ怒鳴っているだけ、などがある。

Y先生はどうであったか。いずれも言葉はひとことでビシッと決まり、的中している。

くだくだと言われるとあきてくる。しかもそれが的はずれだと、叱ってる人が馬鹿に見えてくる。子どもも四、五歳になれば、親や先生の叱り方・褒め方のよしあしはわかるようになる。評価されているのは大人たちのほうなのだ。注意して見てみるとおもしろい。かれらは、侮れない大人の言うことには耳を傾けているものだ。思わず、聴かされてしまうのだ。

なのに『聞いてんの！』『どこ見てるんだ！！』と、声ばかり張り上げて、その大きさで威圧しているだけの叱り方があまりに多い。……声の大きさに比例して、怒り、怒鳴った分だけ、子どものこころに血がにじむ。けっして反省など生まれない。自分を見つめる転機となるのは、指摘の的中なのだ。それも簡潔なほどよい。なぜならそれは「自分を見てくれるまなざし」の確かさを伝えるから。

では褒めことばはどうだろう。——Y先生にひとこと『力があるから』と言った。かけだしのわたくしとしては最もかけてほしいことばである。「力がないのだから、がんばれ」が世間でよく使われることばだが、そう言われたらわたくしは不安になって「わたし才能ありますか。適性はどうですか。この道でやっていけるでしょうか」と問いながら歩き回ったかもしれない。ところが「力があるのだから」と言われれば（たといまは事実でないにしても、努力しているうちに実力がつくことだって充分にありうる）「よし、それならあとは、やりさえすればいいだけだな」と、真っ直ぐ前に踏み出せる。そのうえ次の修行課題まで具体的に示されていれば、力が湧いてくる。この瞬間に叱責のことばが、自己教育のための栄養に変わったわけである。

相手がいまどこを認めてほしいかを見抜いて、その的の中心に矢を射る。さらに、相手が伸びつづけるための具体的な手立てを示す。逆に「褒めて育てよ」を乱用して長々といちいち褒めそやしていると、言われてもピンとこない経験が積もり、子どもにくみしやすい大人だと思われる。

叱るも褒めるも、配慮に加えて知性とたしなみが必要である。このとき大切なことがある。それは、誰かと比較しないことである。固有の長所を認められたとき、ひとは自分の独自性に誇りがもてるのだから。

⑤ 叱責を栄養にできる子どもの資質

Y先生の指導は、きわめて父性的である。「獅子が谷底に子どもを突き落として、這い上がってきた者だけをさらに鍛えて独り立ちさせる」という譬えが浮かぶ。そこには、這い上がれない者にはこの道は向かないという信念がある。では、這い上がって来なかった人間は落ちこぼれか。いや、落ちこぼれというのは相対的なもの。先生も、上がって来なかった彼らからこぼれたのだ。谷底で死を待つ必要はない。横穴を掘って異なる信念の持ち主にあたるもいい。しばらく内閉して人生を想うもよい。

ただ、そう考えられる人間ばかりではない。同様の事態に陥っても、困難に果敢に挑戦する者と、たちまち弱気になって戦いを回避してしまう者がいる。この差は「自分ならやれる」と思うか「自分ごときにできるわけがない」と思うか、つまり自分が自己自身をいかに評価しているか、による。その評価の総体を自尊心というのであろう。高く安定した自尊心は、人生のあらゆるストレスを撥ね除ける原動力になる。

そしてそれは、どんなにだめでも愛しつづけられ、何があっても見捨てられることがないという「母性的ふれあい」のなかでしか育まれない。家庭でこの力量をつけた子どもは、叱責をも栄養分として伸びつづけていく。要は、就学までにこの人間的力量をつけておくこと。父母の責務は重大である。家庭教育を前提にしてはじめて学校教育は成立する。

本章のサブ・タイトルの頭に「大人の」をつけて味わってみて頂きたい。

初出
井上信子（一九九五年）「ふりかえりの大切さ――ほどほどの反省が子どもを育てる」『児童心理』49-11　金子書房

対話 その五

読んでいてまず気づいたのは、内容がまことに正論であり、表現形式に「べし・べからず」の発言が多いことである。井上さんの発言にしては珍しいことである。そこから次の連想が生じた。

Y先生に叱責されたあと、親身な一言で「白糸の滝」が出現した。これはY先生による後からの手当てが生み出したことになっている。しかしひょっとすると、叱責の瞬間にすでに密かな甘えの充足があったのかもしれない。そう連想してから読むと、井上さんの言い回しに、甘えの味がある。

整体協会の創始者、野口晴哉氏のことばに「褒めることは的にピッタリ当たらねば甘く見られる。叱ることは三分的を外さねば逆らう。傷口に直接触れられるのは痛いものである。その痛さから新しい気力がおこるのであるから、傷口の深さまで見究めねばならないが、的中必ずしも心を拓かない。」というのがある。実はY先生の叱責にはこの三分の的外しの名人芸があったのではないか。そこには、見かけの父性の背後に流れている母性があったのではないか。いや、父性・母性などと言挙げせずとも、甘えられる父性があったのではないか。

たびたび厳しく言いすぎたとご自分の行いを省みられてきたはずのY先生が、いまさら反省して犯行現場に戻られたなんて、ありそうにない。ご自分の叱責の言葉と態度に託した井上さんへの期待と愛情のメッセージが、井上さんに受け取って貰えなかったらしいと読み取って、少しがっかりしながら手当てをしに戻られたのではないか。そして、井上さんの無意識は、先生のメッセージをちゃんと受け取って「ふん、イジワルな先生!」と拗ねているのに、意識はそれを読み取れず、とどめのひと刺し・全治三ヵ月などと認識してしまったのではないか。

無意識の読み取りに優れている井上さんが、そのようなポカをしたのは、子どもたちの側に立っている日々の臨床のなかで、教師や親たちのありように憤慨する気持ちがつもり積もって、それを演説するための導入として自分の体験を道具に使うことにし、そのプランに酔ったからかもしれない。Y先生に叱責された瞬間の体験をもっと細やかに「ふりかえって」みていたら、井上さんの演説の雰囲気も「べし・べからず」とは異なる、滋味の加わったものになったかもしれない。

曰く「井上さんの、ふりかえりの大切さ」

第六章　自分への価値感情を育てる

——仮面自己からの脱出

わたくしは小学校五年生のある日、黒板の横に〝努力目標「明るい子、元気な子、がんばる子」〟と書いてあることに気がついた。当時の担任は、外で活発に遊ぶ、カリフォルニアの太陽の下ですくすく育ったような子が好きな先生だった。だがそのころ、太宰や芥川にしびれて「駆け落ち↓肺結核↓心中」という暗い人生行路に憧れている子であったわたくしには、バレンシアオレンジ風のねあかさはなんだか子どもっぽく、ださく感じられた。

しかしわたくしは、そんなことはおくびにも出さず「明朗快活、愛嬌者の努力家さん」をしていた。なぜなら、先生も人間だということ（勉強のできる子が好きで、慕ってくる子がかわいいということ）を、それまでの数々の失敗に傷つきながら、子ども心にわかっていたからである。一日のうちの大半を過ごす教室で、担任教師とあわないというのは、子どもどうしの軋轢と同様、しんどいものなのである。

児童期は、たて・よこの「身のこなし術」を習得するのに敏感な時期である。そしてその術は、高学年以降、自分がふたつに分かれることによって高度に磨かれることになる。すなわち、「見る自己」と「見られる自己」の分離である。この分離がおこると「見る自己」が「見られる自己」の内容を操作して、本当の自己ではない「他人に見せる偽りの自己像」をつくることが可能になる。これを心理学では〈仮面的自己提示〉とよぶ。そしてしばしば、仮面が貼りついて取れなくなる。そうなると、本来の自己と区別がつかなくなり「本当は自分はどうしたいのか」がわからなくなる。

この過程で失われるのは、健康な自尊心と真の努力目標である。なぜなら、自尊心とは「自分らしさ」の肯定的な自己確認であり、努力とは自分のしたいこと（目標）に向けて精いっぱい力を出しきることだからである。本当の自分を見失う危機の出発点は、小学校高学年にある。そして程度の差はあれ人は、貼りついた仮面を持っている。つまり、世の中は仮面舞踏会のようなところなのである。

努力を推進する自尊心にも二様ある。ひとつは「ほんものの努力」のもとになる自尊心、いまひとつは「仮面の努力」を支える自尊心である。

このテーマに思いを馳せていたら、かつて心理面接でお会いしたある方を思い出した。発表のご承諾を頂けたので、プライヴァシー保護のため一部内容を変更して以下に紹介し、自尊心と努力との関係について考察したい。

ことの起こり

E子さんは名門校の教師である。華やかな雰囲気でファッションセンスも洗練され、人目をひく女性だった。そして生徒たちから人気があり、先生の授業に対する生徒たちからの感想文には「魂を揺さぶられた」とあるほどだった。しかしわたくしには、「演劇を見ているような」「ユーモアに富み」「どこか物憂げな感じ」という、生徒の感想文が気がかりだった。

E先生は、ある公開授業で思わぬ敗退をする。それは本人には、どう考えても賞賛されてしかるべき授業内容だった。人前で恥をかかされることを極端に恐れるE先生は、いつもより入念に準備をして公開授業に臨んだのだが、授業後の検討会でコメンテーターの大学教授は、その授業のすべてを切って捨てたのである。E先生は評判の教師なので、聴衆も予想をはるかに上回る大人数だった。その面前で、E先生は全面的に×《バツ》をつけられたのである。

彼女の傷つきは大変なものだった。その日以来、動悸・慢性の偏頭痛・不眠のすえ、アルコール依存に陥り、相談にみえたわけである。

秘められた長い旅

E先生はとある地方の旧家に生まれた。一族の多くが専門職につき、E先生自身も両親の期待に添おうと小さい頃から努力して勉強し、名門大学を出て、念願の教職に就いていた。はた目にはうらやましいほどの優等生であったが、内側では自信がなく、そのことに悩んでいた。

面接のなかで学校時代のことが話題となった。試験やゼミの発表が近づくと極度に緊張して、発表原稿を何人もの友人に見てもらい、神経性腹痛になり、教師から批判されないように万全の準備を整え、ついには寝込んでいた。その思い出を語っていて、ハッと気づいたのである。今回の公開授業でもまったく同じ事態だったということを。

そこで、この「極端に批判や×《バツ》を恐れる」傾向がいつごろからのものか、さかのぼってみると、小学校時代からずっとだったという。九〇点でも両親に褒めてもらえず、「そのくらい当たり前で賞賛に値しない」と逆に叱られつづけたという。

またもうひとつ、E先生に特徴的な「大袈裟な身振り、おどけと悲しげな言動」が、何歳までさかのぼれるかを辿っているとき、小学校五年生のときのいじめ体験が思い起こされた。優等生だったE先生は、ある日突然「高飛車だ」とクラスの皆から無視されたのである。それは地獄のような日々でした、と涙がとまらなかった。

仮面の努力を支える自尊心

E先生は、親の期待に応えようと努力を続けたのに、九〇点でも叱られつづけた。

このように子どもが、どう考えても褒められてよいのに否定されつづけると、その子はやがて、認められることをそのときの何千倍も欲するようになる。そこで、自分のよい評価を集め歩いたり、批判を避けるために病的に努力したり、と切ないほどの承認欲求をみせるわけである。これを〈強迫的〇《マル》収集家〉あるいは〈強迫的×《バツ》忌避症〉と表現するとわかりやすいであろう【註】。

しかし、どんなに努力して〇《マル》を集めてみても、幼い頃さんざん否定されたのと同様の場面に遭遇すると、そのときの傷が再燃してしまうのである。原型となる傷に気づくまでは、努力して傷の上に成功経験を積み重ねても、集めた〇《マル》は雲散霧消して、自信のなさを露呈してしまう。E先生のお洒落も、見事な授業も、すべて、人々に認められたい一心の強迫的な努力であった。そしてE先生には、みずからの自尊心を満たす尊敬と憧れとが生徒から与えられていたのに、ひとつの失敗によって痛々しい深手を負われたのであった。

さらに、E先生に特徴的な道化のごとき行動は、小学校五年生のときのいじめが発端だと思いあたった。彼女は苦悩のすえ、それまでの高い自尊心を捨てて、自分の弱さをさらけ出し、洒落で笑わせ、おどけて見せることによって、敵対している級友たちのこころを操作しようとしたのである。まさに、過酷な運命にさらされた子どもの仮面的自己提示であった。

ただ、このときは演技の自覚があった。けれどいつしかE先生は、それが演技であったことを忘れ、あたかも生まれつきの道化師であるかのごとく振る舞うようになったのである。その演技は、教える技術にまで高められ、彼女に充実感と自己価値の高揚感を与えているかにみえた。しかしたった一度の失敗で、もろくも崩れてしまったのである。仮面の努力を支える自尊心とは、無意識に押し込めている傷に容易に凌駕されてしまう、砂上の楼閣なのである。

たとえ砂上の楼閣ではあっても、〇《マル》収集も、道化も、家庭や学校というみずからの生死を握る社会では、子どもが自分の居場所を確保し、平和を維持するための、切ない努力であることを忘れてはならない。

ほんものの努力のもとになる自尊心

しかしE先生は、原型となる傷に気づいたのち徐々に解放され始めた。やがてしみじみと語られた。『教壇は私の舞台で、生徒は観客だったのですね』と。仮面舞踏会の幕は降りたのである。それからのE先生は「楽に」なった。いかり肩がなで肩になり、しんみりと話をするようになった。また授業がそれほど好きではなくなった。評価の主体を自分の手に取り戻したために、観客からの賞賛がいらなくなったのである。

このように、源となる傷が直視され、どんどん自分になっていく静けさのなかで、「自分の感じ」「自分の考え」をひとつひとつ確かめながら、E先生は「自己形成」していった。そこには強迫的な努力の影はなく、意識・無意識の全体としてごまかしのない、自分らしい「確かさ」の積み上げがあった。そして、そういう自分を「見る自己」が肯定的に眼差すとき、そういう自分に「何ができるか」「何をしたいか」という感情が回復するのである。

ここに未来への可能性が拓かれる。そうなったとき、やみくもながんばりでなく、現実的な目標設定と、「やれるかもしれない」という予感に誘われた精一杯の力が湧いてくる。こうして本当の努力がスタートする。それは、より自分らしさを開花させる個性化への道なのである。

価値のあるものだけが妨げる力をもちうる

では、E先生が過ごしたそれまでの仮面人生は意味がなかったのであろうか。わたくしはそうではないと考える。誰よりも二重の自己に悩み、「本当の自分」を探すことに真剣だったからこそ、授業のなかで、同じような心理プロセスにある若き魂に強烈なインパクトを与えることができたのである。

だがもう生徒たちの敬愛と憧憬のまなざしは、あればあったでよいし、なければなしで構わなくなったのである。それはE先生が、生徒をしてみずからの自己価値感情（自尊心）に奉仕せしめる必要がなくなったということである。そうなってはじめて彼女は、生徒ひとりひとりがその子らしくあるように、どんなに憧れられても「ミニE先生」にならないように、細心の注意を払って指導することが可能になった。『いつでもあなたらしくあってね』、それが最近のE先生の口癖だそうである。

精神療法のクライエントには、いろいろな理由で発達が止まり、なにか越えられないところがある。しかし……越えた、越えるということが起こった瞬間に、その人の中で最も価値のある光輝くものになるのは、実は、この越えさせないように邪魔をしていた何か、なんだ。別な言い方で言うと、価値のあるものだけが妨げる力を持ち得るのです（神田橋 一九九二年）。

経験はすべて宝

E先生からのいつぞやのお便りにこうあった。「人生に無駄なことなどひとつもないとわかりました。親しい仲間の会合のとき、ひょうきんでおどけ者の私は大人気です。仕事場で私のユーモアは潤滑油です」。それもそのはず。小学校以来、磨きに磨いた道化の技なのだから。昨日今日に習った隠し芸とは年季がちがう。また、目立つことが必要なときは目立ち、そうでないときには目立たなくしていることも、できるようになったとのことであった。

つまり彼女の長年の、生きるための工夫や努力は、いまや、自分が主となって時と所をわきまえ使う、魅力的な技になったのである。そしてE先生はいま、誇り高くもあり、同時に弱くもある自分を大切にしながら、淡々と、その葛藤を生きている。

最後に、E先生の〈強迫的○《マル》収集努力〉には、両親に否定されつづける前の「自信に満ちた幼い自分」への憧憬が秘められていたこと、また、そのことをE先生が、遅まきながら両親に訴えたことを、お伝えしておきたい。

註

〈強迫的〇《マル》収集家〉〈強迫的×《バツ》忌避症〉は、E先生の事例理解を深めるための、神田橋條治による造語である。

謝辞

公表のご快諾を頂きましたクライエントのE先生に厚くお礼申し上げ、この一文を捧げ、幸せをお祈り致します。ありがとうございました。

初出

井上信子〔一九九六年〕「自分への価値感情を育てる」『児童心理』50-7 金子書房

引用文献

神田橋條治〔一九九二年〕『治療のこころ――対話するふたり 巻一』花クリニック 神田橋研究会

対話　その六

　ここでの内容は前の章と対照的である。ともに、叱責と傷つきと立ち直りと言う同じプロセスを取り扱っているだけに対照の妙がある。そのさまを列挙してみよう。

・前章は演説であり、井上さんの体験は導入のための道具に過ぎないが、本章では、井上さんの体験はE先生という事例と響きあう役割を与えられ、事例の理解と溶け合っている。

・前章の演説は、傷つける大人たちを告発する内容であったが、本章の内容はこどもが傷をどのようにして乗り越えてゆくかが焦点である。

・なによりも、前章の井上さんのエピソードは古傷を持たないタフな・健康な自尊心の持ち主が、叱責に立ち向かって、叱責を乗り越えて成長する話であるのと対照的に、E先生のエピソードは古傷をカバーしようとする仮面の自尊心の持ち主が、叱責によっていったん崩壊し、洞察を得て再生してゆくという、これまでの自己を乗り越えて成長する話である。

・前章でのボクの推測が当たっていなくても、少なくともY先生は、井上さんを育てようという意図を持っている指導者であった。それに比して、E先生を切り捨てた大学教授は、その場で育てるという意図などは持たない「単に正しいに過ぎない論を語る」権威者であったようだ。ここで推測すると、この大学教授はかねてからE先生のような授業のスタイルを苦々しく思い、その憤慨がつもり積もっていて、この機会に演説をしたのかもしれない。それは「転移」という概念で説明できる心的世界である。さらに推測を逞しくすると、E先生の華やかかつテクニカルな雰囲気は、この大学教授が無意識に抑しこめている傷や欲求と重なるのかもしれない。それは「抑圧」という概念で説明できる心的世界である。そして、外部への批判が内側への抑圧の必要から生じているときに、批判の語気はもっとも鋭くなるものである。

ここで、洞察について少し語っておこう。

一言でいうと洞察は傷つきである。自己のこれまでの営みの一部が、自己によって否定される傷つきである。心理療法が完成するには、この傷つきも乗り越えられる必要がある。そして洞察の傷が乗り越えられると、その人の様子は、洞察以前とほとんど同一となり、ふとした折に、どこか変わったみたいだなあと味わいの深まりに気づかれるといった密やかなものとなる。その点、E先生はまだ治癒過程の中途にある。E先生の演技も華やかさも必ず戻ってくる。こんどは自在な技として戻ってくる。技はもう己を守るためでなく、生徒たちの学習を援助する工夫となっているはずである。それがE先生の治療の完成である。

第七章　子どもが挫折したとき

——不登校女子中学生の挫折とよみがえり

「はじめてのおつかい」というテレビ番組がある。

三 - 五歳くらいの小さな子どもが、ママに頼まれて、生まれて初めてひとりでおつかいに行く。そのあとをテレビカメラが追う。隠しマイクが子どものひとり言を拾う。行きは『キャベツと牛乳と、えっと……』『やおやさん、どこ、どこ……?』、帰りは『重いよう』『だいじょうぶ、だいじょうぶ』。途中、転ぶこともある。曲がる角を間違えることもある。だが子どもたちは「泣かない、泣くんじゃない」「がんばるんだ」と自分に言い聞かせて、とうとう偉業を達成する。しかし、家に辿り着いてママの顔をみた途端、涙ポロポロ鼻水ぐじゅぐじゅになり崩れてしまう。そして抱きしめてもらう。褒めてもらう。見ているほうも、子どもがそれまでどんなに懸命に頑張っていたかがわかり、そのいじらしさに思わず貰い泣きしてしまう。

この行程は人生の縮図のようだ。目標をもって歩きだす。途中で失敗や挫折にあう。しかし態勢を立て直して再度挑戦する。そしてやり遂げる。

お気づきであろうか。転んで再び歩き出したとき、子どもはみずからの力で立ち上がっている。「泣くな」「がんばれ」「だいじょうぶ」と自分で自分を鼓舞し、自分で自分を癒している。人生、生きていればいろいろなことが起こる。親はいつまでも生きてはいない。だから、なにがあっても子どもが自分で自分を支え、自分で自分を抱き締める力を育んでおくこと、それが、親が子どもに残せる最大の財産である。教育の目的は「ひとりだち」なのである。

これからひとりの少女の挫折とよみがえりをみていく。彼女はどう転んで、どう立ち上がったのか。そこに、大人たちはどうかかわったのか。もしかすると導く側の大人たちが、知らず知らずのうちに「つまずきの石」になっていたかもしれない、ということも含めてみていくことにしよう。

つまずきの石

Ｆ子さんは不登校の女子中学三年生。不登校の背景には家庭の崩壊が潜むが、学校に行かなくなった直接のきっかけは「いじめられ」である。その発端は、小学校三年生のときに担任教諭がＦ子さんを無視したことだった。それからずっとクラスのなかで孤立児だった。中学の級友からの中傷は「馬鹿」「劣等生」「暗い」だった。だが、Ｆ子さんは最初から暗い性格ではなかったという。勉強がわからなくなって、みんなに馬鹿にされるようになり、教室の隅でひとりで漫画を描くようになった。その頃から「暗い」「陰気」という陰口がささやかれ始めたという。小学校高学年のことである。

結果的にF子さんは、わたくしとの半年の面接を経て、再登校し、一年間予備校に通って、翌春、第二希望の高校に入学した。予備校時代、彼女は輝いていた。『予備校の先生は、勉強をわかるように教えてくれる。「素敵な個性だ」って言ってくれる』と。

F子さんは中学校の成績はクラスの下位三分の一に位置していた。しかし、作文には独特のひらめきがあり、その内容は、老いた人や障害をもつ人への思いやりにあふれていた。そして、予備校で「勉強をわかるように教えてくれる」先生に出会ってから成績はぐんぐん伸びたのである。ここからひとつ、つまずきの石が浮かび上がる。それはすなわち、教師の授業の技量が低かったのではないかということである。そのせいで落ちこぼしをつくり、(半永久的に)できない子を大量生産し、できる子とできない子の格差を日々大きくして、「差別」を教師自身が作り出している可能性がある。

わたくし自身、目からウロコが落ちる高度な教えを受けたときに、知的好奇心が躍動して、充実感に満たされ、それ以後、知的作業が快楽になった経験をもっている。わたくしはその時間を「生きた」と感じた。そして、「学び」に魅了されるときには他者との比較が入り込む余地などないということ、また「技はこころ」であり「その人そのもの」だということ、がわかった。「人生は時間だ」と認識している教師ならば、つまらないわからない授業を展開することが子どもたちの人生を無残に奪い取る、ということに気づかないはずはない。だから、こころある教師は授業の技を磨くのだと考えられよう【註】。

もうひとつの、つまずきの石。――F子さんの「いじめられ」の発端は担任教諭による無視であった。これは、F子さんの接近の仕方を担任が受け入れ難かったか、理解できなかったかを示している。

人は、幼児期に培った人間関係のパターンを用いて、それ以後の人間関係に適応しようとする。F子さんの場合は、両親の不和（ここにも、つまずきの石がある）のため、親に甘えられず、上手に大人に「依存」する仕方を学べなかった。しかし「対等」の仲良し関係のパターンは獲得していて、彼女はそれを用いて担任教諭に、友だちのように対等にかかわろうとしたようである。この教師が自身の親子関係において上下関係をきちんと躾られていたとすると、F子さんのパターンには違和感を感じるにちがいない。

あるいは、教師の側に甘え経験が不足していると、甘えさせ方がわからず、不器用に切り捨ててしまうこともある。さらに、夫婦仲の不和は子どもの性的発達も阻害する。すなわち、エディプス欲求（女の子が父親に向ける性愛的愛着）を無意識下に沈めることに失敗し、F子さんは異性の先生にそれを向け、拒絶されたのかもしれない。

このように、教師が自分の親子関係のなかで習得した対人関係のパターンと、子どものそれとの相性が悪いとき「教師も人間。子どもの好き嫌いがある」という事態が生じ、ある子どもは、耐え難い学校時代を強いられることになる。つまり、教師がみずからの偏りを自覚しないと、知らぬまに、毎年のように同じパターンの、つまずきの石になってしまう。

けれども「つまずきの石」は、それが意識化された瞬間に「宝石」にかわる可能性を秘めてもいる（井上一九九六年）。

よみがえり

いくつもの石につまずきながらも、F子さんは屈しなかった。小学校三年生から中学三年生までの七年以上にもおよぶ「いじめられ」に傷ついていたF子さんであるのに、わずか半年で自分の進路を見いだし、主体的に生き始めることができたのはどうしてだろうか。

わたくしとの初回面接での最初のことばは『わたし、本当はとても頭がよくて、人気があって、チャーミングなのよ』だった。このとき重要な表現は「本当は」と「なのよ」である。人は現実が苦痛で受け入れ難いとき、それ以上のこころの嵐を避け、鎮めるために、無意識に防衛を用いる。F子さんの場合は、現実を認めないで無視する（否認）ことによって、苦しみを意識から排除した。ふつうにいえば、このことばは嘘になる。しかしこころの強さという観点からいうと、無視という対処ができる自我の強さがあったということでもある。自我が弱い子はこの対処ができず、現実に押し潰されて「私は頭が悪い、嫌われ者」という否定的自己像を獲得して、ひきこもりや無気力に陥ってしまう。

F子さんは違っていた。語尾の「よ」にも、前に押し出してくる気迫があり、さらに『高校は私立に行って、いきなりビシッとしていい自分をみせつける』とこころに決めていた。すなわちF子さんには、転んでも自分で立ち上がる力が内在していたということである。わたくしとの短期間の面接でF子さんは復活していった。援助者であるわたくしは、足算も引算もできず、ただ、F子さんに潜在している力を掘り起こして膨らませただけであった。

F子さんには旺盛な生命力があった。これは遺伝的に規定されるところがある。さらにF子さんには『私はおもしろすぎて変わっているだけなんだ』と、自分の個性へのいとおしさがあった。母親はF子さんを人と比べず、勉強を強いることもなかった。そして個性を理解することに優れ、その個性に合った高校を捜してくるような人であった。F子さんはこのような母親に支えられて、自己否定に陥らない力を獲得していたのである。両親が不和のためF子さんの性的発達は妨げられてしまった。その意味では家庭に〈つまずきの石〉があった。しかし母親は、生きるための根底的なエネルギーを与え、F子さんの個性を認めたという意味で、援助的であった。

親子の絆というものを考えてみよう。親は、子が病に倒れれば自分の命にかえても助けたいと思い、自分が死んだあとの子の行き先まで案ずる。そして子も同様である。あるお坊さんが「母が死ぬとき、死んでも草葉の陰からお前を見守っているよと言ったので、遊んでいるとき葉っぱを裏返してはお母さんがいないかと捜した」と話されていたのを思い出す。これほどにも深い人と人との結びつきをわれわれが親以外と体験するのは稀であろう。「なにがあっても自分の味方」の人だからこそ、子にとって、内在化した親は、親亡きあとも生涯の支えになり、その子が以後の人生の困難を乗り越える力の源になるのである。

自分で自分を満たせるように

幼い日、子どもは転ぶと、母親が走り寄って来て「よし、よし」「痛くない、痛くない」と癒してくれる。だがほどなく、母親は転んだ子どもの傍らに立ち「自分でフーフーしなさい」と言うようになる。これは、セルフ・ケアーする力が子どものなかに育ったことを、母親が直感的に把握したからである。まだ自己客観視というほどではないが、子どもが「ママ、気持ち悪いよう」と言うときの、生体と、その感じを捉え伝えている主体との、分離の出現を感じとっているのである。

フーフーする自己すなわち「いたわる自己」は、親の内在化である。人は、自分が親からされたように、もうひとりの自分に接する。失敗したときでも「がんばったよ」と自分を認められる子は、かつて親にそうしてもらったのである。逆に、失敗を許してもらえず「だめなやつだ」と言われて育てば、子どもは自分で自分を「だめなやつ、情けないやつ」と責めるようになる。

いまお話ししたことを示したのが左の図である。そして前述のごとく、人は親に遇されたように他者に接するから、①②③の関係は同質になる可能性が高い。また発達上自己が明確に「見る自己」と「見られる自己」に二分されるのは小学校高学年である。したがって、この頃に自尊心低下の危機がある。

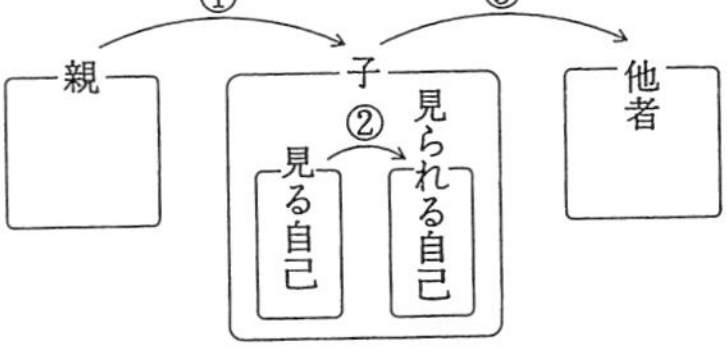

自己認識と他者認識の関係

> 人は、自分が思い描く自己像を実現していくので、否定的な自己像を獲得すると、人生全般が否定的方向に傾きやすい。自己像・自尊心のあり方が人生を左右する、というのはこの意味である（井上 一九九二年）。

こころを病む人の多くは、結果として、自分で自分を責め過ぎる。「だめだ……こんな自分は生きている価値がない」と。そしてそのように人生を終わらせてしまう人がある。

結果が原因となるような、この悪循環は転換しなければならない。その転換点は、重要な他者による存在の肯定である。

重要な他者との関係が安定すると人は積極的に生きはじめる

ここでいう「安定」の中身はふたつある。

ひとつは、目の前に大切な人がいなくてもそのイメージがこころのなかに存在して「見守られている」と子どもが感ずることである。ママの姿が見えなくなると火がついたように泣いていた子が、いつのまにかひとりでお留守番ができるようになる。これは愛情に満たされた結果、こころのなかにいつも母親がイメージとして存在し（内在化）、ひとりでいられるようになるからである。ひとりだちの第一歩であろう。ここで愛情とは、自分の有限な時間とエネルギーをその子のために使う（真仁田 一九八五年）、手をかけるの意味である。

ふたつめは、存在の肯定、すなわち「ありのままにその個性を認める」ことである。F子さんの場合、数々のつまずきのあと、予備校時代の先生が「素敵な個性」といってF子さんのありようを認め、肯定的な関心を示した。先生は「わかる授業」と「個性の肯定」でF子さんの重要な他者となり、F子さんが輝き始める契機となったのである。だがこの成功は、親から肯定されることで培われたF子さんのなかの「自分で自分を支える力」を前提としている。

教師もカウンセラーと同様、子どものなかに無いものを育むことは困難である。教師は三十名もの子どもをみなくてはならないし、かれらに授業をし、集団のなかで社会性を育むことがその本務だ。それゆえ学校教育は、家庭教育で培われた力を前提としてはじめて成立するのである。

競争から共存へ

現代日本の競争社会では、学力という尺度で子どもたちは一列に並べられ、順位づけられて、下方に位置する者は人間としての価値さえ低いかのように待遇されている。しかし本来、自然界に目盛りはない。ねずみより猫のほうが優れていることはない。すみれよりゆりのほうが勝っているということもない。同様に、XさんがYさんより優れているということはないのである。あるのはただ、その存在らしい個性だけ。

そしてなにより二十一世紀は、闘いに勝ち自分さえよければいいという「競争原理」では生き抜いていけない時代である。無限と思われていた地球が、エネルギー・環境問題の観点からすでに有限な存在と化してしまい、他国との共存・共栄を図らなければ、人類を含めた生命全体の存続が危ぶまれる状況にある。これからの地球は「ともに生きよう」とする人によって支えられていく。そのとき重要となる資質は、人間だけではない森羅万象への共感性と、異質な存在を喜ぶ感性であろうと思う。

「人は、自分が遇されたように、もう一人の自分に接するようになる」という心理学上の法則は前述した。したがって、だめなところも弱いところも「個性」として、あるがままに認められた人は、自分の存在もそのように眼差して認める人になる。そうなると当然「楽」になる。無理をせず、自分らしい感じを味わい確かめながら、好きなこと、本当にしたいことをするようになる。すると、エネルギーが高まってくる。

充実しているとき、人は、自分の達成度を他人と比べて「劣っている」だの「だめ」だのと思い患わないものである。この状態を心理学では〈自己受容〉という。そして自己受容している人ほど、他者受容の程度も高い〔梶田 一九八〇年〕。さらに、他人と比較して優劣を競わないから、他者の独自性、すなわち自分との違いが面白くなる。これが「異質な個性の受け容れと喜び」という、これからの地球人に要請される感性の誕生である。

問題は、各人の個性が満開かどうかである。

ここで「好きこそものの上手なれ」という言葉がある。ものごとが上手にできると自信がふくらむ。自信は他の領域にも波及するから、生活全般にわたって活気が湧きあがる。すると苦手なことにもエネルギーを配分する余裕が生まれ、それを克服すると、「見る自己」が「もうひとりの自己」を肯定的に眼差し評価するようになる。そうして人は希望にむけて歩みだすのである。

註

「人生は時間」なのだ。だから、子どもと多くの時を過ごし、その人生に大きな影響を与える教師が、質の高い授業と出会いを用意できるように、時間的・精神的・経済的に充実する条件を整えること。これは重要で急務な課題のひとつである。

謝辞

公表のご快諾を頂きましたクライエントのF子さんに厚くお礼申し上げ、この一文を捧げ、幸せをお祈り致します。ありがとうございました。

初出

井上信子〔一九九七年〕「子どもが挫折したとき――上手にやる気をもりたてるには」『児童心理』51-6 金子書房

引用文献

井上信子〔一九九二年〕「自己意識の形成」『現代の発達心理学』（藤永保編）有斐閣
井上信子〔一九九六年〕「自分への価値感情を育てる」『児童心理』50-7 金子書房
梶田叡一〔一九八〇年〕『自己意識の心理学』東京大学出版会
真仁田昭編〔一九八五年〕『つながりを求める子どもたち』図書文化

対話　その七

この章はボクの知的好奇心といたずら心を刺激する。ふだんの井上さんなら、不登校の中学生F子さんと自身とのかかわりを記述して、そこから得られた新鮮な気づきを考察として述べるのだが、この章にはそれがない。不思議だ。そこでいたずら心を発揮して、推理遊びをしてみよう。推理遊びは心理療法の技術の一部分でもあるから。

「援助者であるわたくしは足算も引算もできず、ただF子さんに潜在している力を掘り起こして膨らませただけであった」と井上さんは言うが、それは裏をかえせば、珍しいできごとも新鮮な気づきもなにも無かったということなのだ。つまりF子さんとの体験は井上さんになんら足算も引算も起こさなかったということなのだろう。じゃあなぜそのようなケースがここに引用されたのだろうか。

ここで憶測の出番である。F子さんとのかかわりは、子どものつまずきとよみがえりの内的過程についての、井上さんの既存の仮説をそのまま承認し、かつそれを膨らませただけだったのではないか。そうだとすると、ここで語られている内容は、井上さんが生まれてからこれまでの個人史のなかで組み上げてきた発達心理学理論すなわち人生観そのままであるはずである。

そこでもう一度、内容に目を転じてみよう。

井上さんの論述において中核となるのは自己意識・自尊心である。他とのかかわりは結局のところ自己意識の発達や歪みの形成にどう寄与したかで評価される位置にある。これがすなわち井上さんの自身の人生についての現時点での綜括なのである。

心理治療者としての活動と並行して、井上さんは研究活動も行っている。研究の主要分野として井上さんは自己意識・自尊心のテーマを手がけている。また同時に井上さんは教育者でもある。教育の場でも恐らく、学生の自己意識・自尊心の育成にこころを砕いているのだろう。

人はしょせん自身が歴史のなかで組み上げてきた理論のごときもので自他を理解したりかかわったりしてしまう。しばしば無意識裡にそうしている。それは避けられない。したがって自身に内在するその理論のごときものをあらかじめ知っておき、意識的にもそれを活用すれば作業が錯綜しない。精神分析の訓練の一部である教育分析は、しばしば誤解されているような歪みを正すことを目標とするのではなく、歪み（理論のごときもの）を意識的に活用できるようになることを目標にするのがよい。

ゲーテの言葉に「涙とともにパンを噛み締めた者にしか人生は分からない」というような内容があったと記憶する。いじめられと無理解におびえる体験を経たF子さんは同じ立場の人々の心を思いやる能力を育てているはずである。それを活用してゆく行き方を目標にすると、F子さんの自尊心・自負心はさらに確かなものとなるだろう。

第八章　自尊心と友だち関係
――自我を育てる

イギリスの童話作家、ビアンコの作品に『ビロードうさぎのなみだ』がある。（以下、要約）

クリスマスの晩に男の子がたくさんのプレゼントを贈られました。その中におがくずがつまった小さなビロードのうさぎがありました。でも、男の子はぜんまい仕掛けのおもちゃに夢中で「ほんものみたい」と大喜びです。おもちゃ箱に放りこまれたまま忘れられたうさぎは淋しくなって木馬に聞きました。「木馬さん、『ほんもの』ってなあに?」。すると木馬は「ほんものには長いことかかってだんだん『なる』んだよ。坊やがおまえのことを肌身離さず可愛がってくれたときに『なる』んじゃ。そして、一度ほんものになったら永遠にほんものでいられるんだよ」と教えてくれました。……しばらくしてちびうさぎは男の子にとってなくてはならない存在になりました。そしてある晩、男の子はちびうさぎのことを「ぼくのうさちゃんは、おもちゃなんかじゃないよ。ほんものなんだから!」と言ったのです。とうとう子ども部屋の魔法がちびうさぎにもかかったのです。それから、楽しい日々がつづきました。……ところがある日、男の子は、伝染病の猩紅熱にかかり、うさぎは男の子に肌身離さず可愛がられたために捨てられることになりました。ごみ捨て場でうさぎが流した涙の後に、一輪のエメラルド色の花が咲きました。するとなかから花の妖精があらわれて、ビロードのうさぎを男の子にだけでなく、誰にとってもほんもののうさぎにしてくれたのです。

自尊心と自我

人も、ほんものになるには、長いあいだ慈しみ育てられることを必要とする。ここで「慈しみ」ということばにわたくしは「肯定的な関心」と「ありのままの受容」の意味を込め、ほんものになるとは、その人が「独自の生を自分らしく生きるようになる」ことと捉える。さらにわたくしは、そのこころの動きの中核に自尊心があると考え、自尊心を「自己像の内容に関する自己価値感（情）」と定義する〔井上 一九九二年〕。

われわれは他人から関心を寄せられ大切にされたいと思う。なぜなら人は「自分を重要な存在・価値ある存在と思いたい」という欲求がとても深く〔マズロー 一九六四年〕、慈しまれることによってこそ、自分というものの存在価値を肯定的に確認できるからである。また、そのきっかけが適切に深くもてるほど、高く安定した自尊心が形成される。逆に、親が子に無関心であったり虐待したりすると、自尊心は傷つき、否定的になる。そして子どもは、自分はそうされるにふさわしい「価値のない存在なのだ」という思いを、こころの奥深くに刻み込むのである。

さらにわたくしは「安定して高い自尊心は、自我の動きに活力を与える」〔井上 一九九二年〕という仮説を立てる。自我は人の思考や行動を決定すると同時に、人が苦痛な心理状態におかれたとき様々な対処をして苦しみを和らげる働きもする、こころの中心である。さらに自我は、小学校高学年頃に〈主我〉と〈客我〉のふたつに分割されるとも考えられている〔本来、主我と客我は「含む－含まれる」の関係だが〔梶田 一九八〇年〕、左の図では読者やクライエントにわかりやすいよう、並列させて表示している〕。主我は確認や評価をする主体で、客我は主我の確認作用によってもたらされた自己の内容的側面であり、それが評価された結果の総体を〈自尊心〉という。これが安定して肯定的であれば「自分になら～ができる。なぜなら～ほど価値のある自分なんだから」と現実への構えが積極的になり、主我を活性化する、と推測するわけである。

ここで注目したいのは「～ほど価値のある自分」というときのほどの、程のよさである。このことに影響するのは、主我と客我のダイナミズムである。主我による客我の価値評価が現実的な根拠を伴い等身大であるとき、人は自分をありのままに認めているので、生きるのが「楽」である。ところがそうはいかない場合もある。このことを、小学校高学年の児童を対象に行った調査〔井上 一九八六年〕からみていくことにしよう。

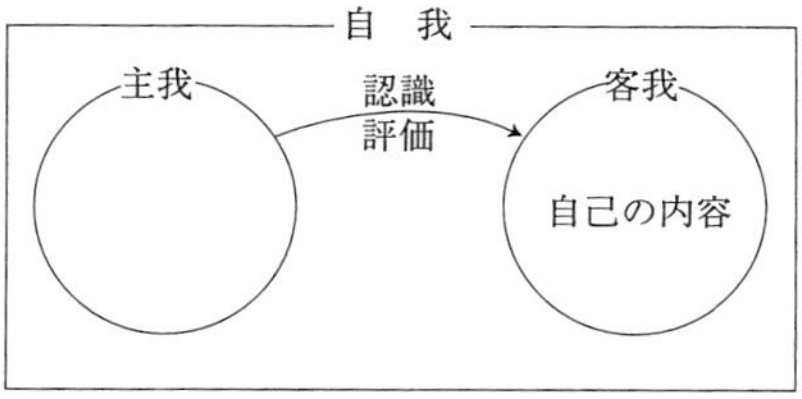

主我と客我

自尊心と友人関係

小学校五年生一六九名の児童に「勉強や運動に自信がある」「反対の意見でも堂々と述べる」「いろんなことを自分で決めて、決めたことを頑張り通す」など自尊心を測る質問四一項目に自己評定してもらった。同時に他者評定として担任教諭と研究者のわたくしが同じ児童に関して「叱責・批判への対処」「自信・確信の表明」など九項目の自尊行動の観察評定を行った。そしてクーパースミス〔一九六七〕を参考に、両方の得点を高い／低いに分け、組み合わせて四つの自尊

評定別 / 自尊心タイプ	自己評定値	他者評定値
High—High	上位　25%	
High—Low	上位　25%	下位　25%
Low—High	下位　25%	上位　25%
Low—Low	下位　25%	

自尊心タイプの決定（井上，1986）

心タイプを見いだした〔上の表を参照〕。そしてタイプによる自己像や成績、友だち関係などの違いを調べてみると、自尊心高得点群はさらに二群に分かれ、成績・人気ともに高いことに妥当な根拠があり「肯定的で安定した」自己像のＨＨ群〔自己評定High－他者評定High〕と、他者から見ると低い自尊行動であり成績・人気とも不振なのに自分だけ自分を高く評価して「自分はこんなはずではない」という自己像をもつＨＬ群〔自己評定High－他者評定Low〕があることがわかった。また低得点群も二群に分かれ、成績・人気・他者評価が最高値で自己信頼感も深いのに自己の要求水準が高いため自己を低く評定するＬＨ群〔自己評定Low－他者評定High〕と、成績・人気とも最下位で自他ともに低い達成や地位を認め「生まれ変わりたい」「何をやってもだめだ」のように無気力で絶望に近い自己認識のＬＬ群〔自己評定Low－他者評定Low〕があることが明らかになった。

そして、これら質的に異なる四つの自尊心タイプの子どもたちの、クラス内での友好関係を、級友から「好ましい人」として選ばれた回数からみてみると、ＬＨ＞ＨＨ＞ＬＬ＞ＨＬであった。つまり、実力があるのに自分なんてたいしたことないという姿勢のＬＨ群は友だちから「謙虚な人」と見られ、「自信に満ち溢れている」ＨＨ群よりも好感がもたれるということであり、またＨＬ群は、その見せかけと実績の大きな差から「自分を知らないやつ」と判断され、「自分はだめだ」と認めているＬＬ群より友だちから拒否されるということであろうと推測された。

それではつぎに、友だち関係がよくないＨＬ型とＬＬ型の両自尊心タイプの典型例をあげることにしよう〔井上 一九八八年〕。

事例的検討

HL子（小学校五年生）

自己評定による自尊心得点は上位一〇％以内。自分は「人から頼られ」て「失敗を人のせいにしない」し、「嫌いな人の長所も学ぼう」とする自分を高く評定している。また、学業・家庭など生活全般にわたって「幸せ」で、自己に価値がある、と自己評定していた。

しかし現実には、学業成績は中程度で、学級では班長をつとめるが、班員を自分の思い通りにさせようとする支配的態度と、感情的な性格と責任回避的行動から、学級会で集中的批判を浴びることが幾度かあり、学校での友だちは少ないのだった。また喘息もあり、対人的ストレスがあるとくに症状がひどくなり、欠席しがちだった。

つまりHL子の主我は、苦痛な状況に際して、自分を優れたものだと信じる傾向を発展させて自己価値を現実より高く見積もる（自己肥大）という仕方で対処し、「だめな自分」という痛ましい感から逃れていると考えられるのである。これは、こころの苦しみを和らげるための、やむにやまれぬ手立てであるが、その手立てゆえに「独りでうぬぼれている」と嫌われてしまうところにHL子の哀しさがあった。

LL子（小学校五年生）

自尊心得点は下位一〇％内。学業成績は下位。自己像は、自分は「不幸」で、自分の「顔が嫌い」で、できるなら「生まれ変わりたい」、というように自己嫌悪感に覆われていた。父や母とは「あまり仲がよくなく」、家では「人形と遊んでいて」、保育園の「先生は嫌い」で、うらやましいのは「親切な友だちのいる人」である。クラスでは、嘘や陰口のため排斥された孤立児だった。

すなわち、重要な他者たちとの関係が険悪で、低い達成に伴う否定的な評価に際してLL子の主我は「自分を無能で馬鹿で魅力がない」のように徹底して自己評価を低く見積もる仕方（自己卑下）で対処し、それ以上自己価値が傷つくことから逃れていると考えられる。

人は対人関係でつまずくと、よく、「どうしたら人に好かれるようになるか？」と問う。しかし対人関係は自尊心のあり方のひとつの現れでもあるので、ここでは「自尊心を安定させ高めるには何が大切か？」と問うことにする。この問いへのわたくしの答えをふたつ示しておきたい。

資質を生かす
――「何ができる？」

人が自尊心を低めるきっかけに、他者と自分の比較がある。人に比べて「自分は～ができない」「～が劣っている」と考えて自己無価値感に陥る。

ひとりのハンディキャップをもった女性のお話をしよう。

その方はからだが丈夫で、お手伝いさんをして自活している。数は五までしか数えられないが、買い物は、お札をもっていくとお店屋さんがお釣りをくれるので問題はない。そして、いつものお鍋で、美味しい煮物やお味噌汁を作ることができる。ところがお鍋が変わるとできない。なぜなら「具はここまでで、水の高さはここまで」と記憶することは可能だが、応用はできないからである。けれどその人は、近所にも丁寧に挨拶するので、誰も、彼女が知的ハンディキャップをもった人とは思っていない。

これが彼女のもてる能力のすべてであり、彼女はそのすべてを使って、生き生きと、自己実現しているのである。

この方は、他者と自分を比較して「自分には何ができないか」と悩むのではなく、「自分には何ができるのか」という姿勢が大切だということ、いいかえれば、自分の能力がすべて開花した状態といまの状態の「差」こそが問題なのだと教えてくれているのである。「何ができるか」「何をしているとき充実しているか」は、その人の資質であり個性である。その個性が、あるがままに受け容れられ、認められるとき、「これが、自分だ」と思えて自尊心が高まる。そして、その資質が満開であるとき、「やりきった」という達成感が、他者との比較を不問に付す。

加えると、資質が花開いている人は生き生きとして寛容で嫉妬がない。そんな人、そんな子のまわりには友だちが集まってくるのではないだろうか。

自我を強める
——「ほぉ なるほど！」

人が自尊心を高めるためには、主我が現時点で最もすぐれた機能を発揮している点に、本人が注意を向けるように仕向けることが有効である。それには褒めずに感嘆するのがいい。なぜなら〈賞賛〉は、褒める人と褒められる人のあいだに上下関係をもたらすので、自我がそれをとりいれたとしても「上の人に従った」感じになるからである。しかし〈感嘆〉は、その瞬間その場面において、感嘆される当の本人が上位になり尊重される。

ただし自尊心の傷つきがあまりに深い人は、〈感嘆〉をそのまま受け取れない。皮肉を言われている、とか、だまされているのでは、と思ってしまう。その背景には「こんなダメな自分が人を感動させるはずがない」という思いがある。つまり主我がひねくれているのである。

この主我のねじれを直すには、主我自体がそのねじれを肯定的に評価できるようにするはたらきかけが必要となろう。ひねくれるには、ひねくれるだけの理由があったはずである。だから、「それ（ひねくれ）は、同じ失敗を繰り返すまいとするあなた（主我）の工夫（対処）だね。そしてそれは、疑うことの知恵でもあるわけかぁ、なるほど！」と感嘆して、主我の注意をそこにむける。

このはたらきかけを順にみていくと（先の図を参照）、まずは、主我が無意識にしている〈ひねくれ〉に焦点をあてる。それは意識化されたその瞬間、玉葱の皮が一枚むけるように客我のなかへ入る。するとこれは客我（自己の内容）の一部になり、主我の新たな評価対象となる。このとき「皮」は、他者によって感嘆されているのでわずかに肯定的な色合いを帯びているが、評価の決定権はその人自身の主我に与えられている。自分で判断して、自分で評価して、自分で決める。その結果「皮」の評価が肯定的であるとき、自己価値観が得られ「自分はこれでよし」と納得する。〈誇りある主体〉の中核の誕生である。

この確かな手応えの積み上げがじっくりと熟成されるために、人は長いあいだ、自我の「あるがまま（ひねくれ・否定・頑固・肥大・卑下……）」に対して「肯定的な関心」を払いつづけられる必要がある。そうすれば、長じたとき、みずからを肯定することができる。

こうして自分の資質に気づき独自の花を咲かせた人は、永遠にほんものでいられるのではないだろうか。

謝辞

調査にご協力頂きました被験者の皆様にこころからの感謝を捧げます。ありがとうございました。

初出

井上信子（一九九七年）「自尊心と友だち関係」『児童心理』51-18 金子書房

引用文献

Bianco, M.W., 1922.『ビロードうさぎのなみだ』（谷口由美子訳 一九八一年）文研出版
Coopersmith, S., 1967.: The Antecedents of Self-Esteem., W.H.Freeman & Co. (Reprint 1981, Consulting Psychologists Press, Inc., California.)
井上信子（一九九二年）「自己意識の形成」『現代の発達心理学』（藤永保編）有斐閣
井上信子（一九八六年）「児童の自尊心と失敗課題の対処との関連」『教育心理学研究』34-1, 10-19.
井上信子（一九八八年）「自尊心に関する縦断的事例研究 —— 児童期から思春期」『お茶の水女子大学人間文化研究科年報』12, 1-6.
梶田叡一（一九八〇年）『自己意識の心理学』東京大学出版会
Maslow, A.H., 1964.『完全なる人間』（上田吉一訳 一九九八年）誠信書房

対話　その八

これは伝聞であるが、マルクスがあの資本論の序文のなかに「汝の道を行け、而して人の語るにまかせよ」という言葉を書いているらしい。しかもその言葉は、ダンテの神曲からの引用であるという。信念に従って行動を選択し、その評価については、言いたい奴には言わしておけ、ほどの意味である。ほぼ同じ意味の言葉を、勝海舟が残している「行蔵はわれに存す。毀誉は他人の主張、われにあずからずと存じ候」これは福沢諭吉の批判に応答して述べたものだという。

洋の東西を越え時代を越えて、自尊心と他からの評価との関係は面倒である。主体がどうしても他からの評価を気にしてしまうからである。これは知性を与えられているヒトという生物の健康な機能である。井上さんの調査の対象となった児童・生徒たちも、他からの評価を気にするというヒトとして避けがたい性癖の虜である。したがって、マルクスや海舟の言葉は、「気にしない、気にしない」と自分に言い聞かせ、本能に逆らっているわけである。

いま一つの事情がある。マルクスも海舟も外へ向けて言葉を表出している。自分に言い聞かせている段階から表明行動へ踏み切ると、何か居直りや強がりの雰囲気が生じる。さらなる面倒である。ノーベル賞を受けられた白川英樹先生の座右の銘は「自然のままに」であるときく。居直りや強がりのない魅力ある言葉である。がしかし、表出されたことで、不自然で満ちあふれている時流を批判する雰囲気が生じたり、先生の中に不自然な動きが絶えまなく消長しそれを制御すべく努めて居られる雰囲気がでてくる。このように言葉での表明は面倒を引き起こす。

他からの毀誉褒貶に対してボクが愛用している言葉がある。「君の言うことも一理ある」という呟きである。これが特に有用なのは、他から称賛を受けたときである。称賛に弱いボクの心の守りとなってくれる。もちろん、非難されたときにも有用である。こころが固くなるのを防いでくれるからである。それよりも、ボクがこの言葉を好きなのは、自分に向けての呟きであるときも外へ向けて表明されたときも、効果に大差がない点である。とりあえずこの辺りを、ボクの自尊心の在りかとしておこうと思う。

これは虚実皮膜の世界であるから、井上さんはもっと直截な自尊心の在りようを選ぶはずである。それは全面的に理のある選択である。

第九章　自分の得意に気づかない子
——資質の暴発

わたくしは、あっというまに人のこころに飛び込むのが得意である。これは幼少時によく受容されたため「人は自分を嫌わないだろう」という信念がこころの奥底に形成されているゆえだろう。だから、まれに受け容れられないと「わたしを拒否する人が、この世にいるなんて!?」とびっくりしてしまう（おめでたい性分）。しかしすぐに立ち直り、懲りずに無防備に飛び込んで、いつのまにかこころを開いた関係になっている。

そのかわりわたくしは、虚実皮膜的な人間関係が不得意である（虚実皮膜とは近松門左衛門のことばで、芸の真実は虚構と現実のはざまにある、との意）。小さい頃から「竹を割ったような」性格と言われてきた。つまり、まっすぐで率直でしかいられないたちなので、人間関係のおもしろみはどこまでが本当でどこからが嘘かわからないところにある、なんていうかかわりだと『てやんでぃ。嘘か誠かはっきりしろぃ！』と、「竹を横に割ったような」相手の胸ぐらをつかみたくなって、どうもだめなのである。

これらの「性分」や「たち」は、わたくしのカウンセラーとしての仕事に大いに役立ったり、限界を与えたりしている。

役立つほうから言うと、率直、真実でしかいられない不器用さは、とくに、孤独感のために自己を閉ざしがちで、不純なものを不潔恐怖のように嫌う敏感な子や、思春期の少年たちのカウンセリングに生きている。彼らはわたくしと出会った瞬間に「この人のことばにはごまかしがない。信じてもいい大人だ」と見てとり、初回面接から「重要な他者」としてこころのなかに位置づけてくれるようである。そしてクライエントのこころに飛び込み、まっすぐ向き合い、限りなく真実であろうとする関係のなかでともに成長しあうとき、わたくしは生き生きと躍動している自分を感じる。

カウンセリングの勉強のため一緒に面接室に入り記録をとっているカウンセラーや教師の卵たちはそんなとき、わたくしの瞳が輝き、声に張りがあり、対話がリズミカルなので「カウンセリングがこんなに楽しいものだと思わなかった」と驚く。わたくしは好きなことに打ち込んでいるだけだが、こういうとき結果としてクライエントはめざましい成長を勝ち得てくれる。これがわたくしの「得意」のひとつで、カウンセラーとしての基本的アイデンティティといえるものである。

他方、限界のほうはつぎのとおり。カウンセリングには虚実皮膜の典型、〈転移〉という有効な技法分野がある。しかしわたくしは前述したように「実」しかいらない性分であり、それがために「虚」の部分に嫌悪感が生じてしまい、その技を使うことができない。転移とは、クライエントがカウンセラーに向ける「愛憎」をクライエントの親子関係の「影」とみなし、「そうであるような、ないような」曖昧な雰囲気のなかでその「愛憎」を操作してクライエントを新しい気づきに導く、という精神分析の技の分野である。ここで「影」とみなすことに確かな根拠はないのだが、そう考えることによって気づきが生まれ、その気づきは確かなものであり、かつクライエントの成長を促すものなのである。

しかし真実一路のわたくしは、この曖昧さと操作がひどく苦手で、我慢して使うとからだの具合が悪くなってしまう。だが、よりにもよって師匠は転移／逆転移の技の大家。なのにわたくしはこれが大の「不得意」のひとつで、いまのところ自分の治療者としてのアイデンティティに組み込むことができずにいる。

このような日々の実感からわたくしは、日常生活で「たち」とか「性分」とかいわれているものは、思い通りには変えられない根底的なものであり、それは〈資質〉と言い換えることができるのではないか、と考えるようになった。そしてこの資質が花開くことが、わが意を得る、すなわち「得意」を全きに生きること、反対に、資質に向いていないことが不得意なこと、と考えている。

本章では、その「得意」を見つけられない子どもの心理と導きについて、カウンセリングのケースを挙げて考えてみようと思う。そこでまず、わたくしが拠っている対話精神療法（神田橋 一九九七年）では〈資質〉をいかに捉えるかを明らかにし、つぎに、その考えが実際のカウンセリング場面をどのように展開させるかを示すことで、子どもの資質を生かして「得意に誘う」手順を述べたいと思う。

三つ子の魂 百まで

対話精神療法では個体の基本資質を「遺伝と新生児期の外部環境とのかかわりの結合体として、脳のシナプス連合に組み上げられ、ある程度動きにくい水準に達している脳の型」と考え、これを別名〈三つ子の魂〉と呼んでいる。つまり資質の素《もと》は、脳の中の神経細胞（ニューロン）にあると考える。

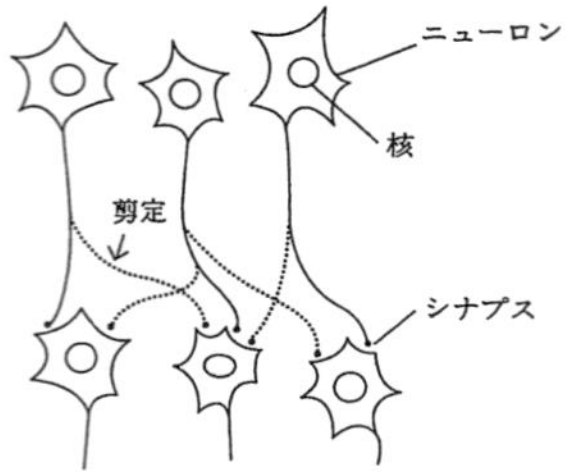

神経繊維の枝の剪定
（阿部，1997を一部改変）

情報伝達を担っている一二〇億個のニューロンは胎児期に増殖し、新生児期の生後六－十五ヵ月頃にその先端が枝分かれして他のニューロンと結合する（上の図を参照）。この連結部分がシナプスで、その結合の仕方が情報伝達のありようを決めるのだが、遺伝と、乳児を取り囲む環境からの感覚刺激の質や量によって、多種多様となる（久保田 一九九五年）。さらに、幼児期（二－五歳のあいだ）にシナプスの数は最大となり、その後の小学生時代（五－六歳から十一－十三歳頃）には、不必要な連結が消失していく神経細胞の枝の消失（図の点線部）とシナプスの減少がおこる（阿部 一九九七年）。この過程は、植木屋さんが庭の木の無駄な枝を切り取り、残りの枝の成長を確かなものにするのと似ているため「剪定」と呼ばれている。この剪定《せんてい》により刺激の伝達が能率的・持続的となるのだが、「神経伝達がその個体の生活に適した道筋と方向に限られて、より適応は進むがそれだけ融通がきかない時期に入る」（阿部 一九九七年）のである。

人間の思考も行動も脳の情報伝達の結末であるから、脳が取り替えられない以上、百歳までも三つ児の脳、すなわち「三つ子の魂は百まで」となる。そして対話精神療法では、この〈資質〉がその人の人生において可能な限り十全に発揮されるよう導くことを治療の目標とするのである。

「得意を見つけられない子」の導きかた

対話精神療法では「三つ子の魂」の見当をつけるためにまず、クライエントの乳児期における初歩（初めて歩きだすこと）と初語（初めて意味のある言葉を話すこと）の月齢を聞く。なぜなら臨床経験上どうも、「筋肉運動的」資質が特徴的な人の多くは歩き始めが早く話し始めが遅く（初歩＞初語）、「言語的・感性的」資質が優位な人はその逆（初歩＜初語）のようなのである。もちろんどちらともいえない場合もあるが、この仮説を導入すると、臨床的発想が生産されやすくなり、治療が実り多いものになることが多い。

そしてつぎに、幼稚園の頃どんな子だったかを問う。なぜなら人は、親の愛情を得るため、期待に応えるため、家庭の平和を守るため、社会に適応するために、自分の資質を押さえこんだり、ねじまげたり、異なる資質のふりをしたりして、生まれ落ちた環境となんとか調和を図らざるをえないからである。そこで、「資質の歪み」がまだ少なかった幼い頃の様子を聞き、それをその人の資質の現れとみなして、なるべくそこに近づけるように導いていく（神田橋 一九九七年、井上 二〇〇〇年）わけである。

それではつぎに具体的なケースをみていくことにしよう。

「資質」への接近

B君（小学校三年生）――抜毛症（本書第二章も参照）

Bくんは学校で、髪をむしり、爪かみ、鼻ほじり、さらに授業中立ち上がって友だちをぶって歩く、という理由で来談した。初歩は十三ヵ月・初語は四十二ヵ月で、言語より筋肉運動的資質が優位だと推測される。幼稚園の頃も、友だちをぶつ・蹴るなどの行動がよく見られた。さらに、下の子に母親の愛情を奪われてしまい、スキンシップが少ないように思われた。言葉を使うよりからだを動かしてなにかをするのが自然な神経パターンをもつBくんにとって、言語中心の学校で長時間教室に座っているのはひどく苦痛だった。そこで人をぶったりしてしのいだが、そのたびに叱られて、仕方なく自分の髪をむしる行動にかえて（それは同時にスキンシップの代わりでもあるのだが）なんとか教室にいるのが精一杯という感じであった。

そこでカウンセリング場面では、人肌のような働きをもつ砂（山中 一九七九年）にからだでしっかりふれ、空中やわたくしに向けて砂を投げる、床に落として蹴る、などの遊びに興じた。また担任の先生にお願いして、教室でのBくんの乱暴をできるかぎり許容して頂いた。さらに母親はBくんを自然の中を駆け巡るキャンプへ積極的に参加させた。それらの結果、面接三回で症状は消失し、その後は授業も座って聞くようになった。Bくんにとっては、たとえ乱暴でも、からだを動かすことは〈資質〉の発揮なのであり、それを学校・家庭・面接室といった、みずからを取り巻くほぼすべての環境において保障されたことで、その資質は伸び、自己が膨らむことによって自己抑制力も増えていったものと考えられる。またBくんは、草花を育てることが好きになった。このことから、Bくんは「乱暴」を資質としているのではなく、「かかわり好き」を資質としており、乱暴は「かかわり」の歪んだ発揮であったと推測できる。

G君（中学校三年生）——校内暴力

Gくんは学校で友だちに血を流すほどの怪我をさせたが、その出来事を『べつに、たいしたことないっす』と言って反省が見られないことに周囲の大人たちが驚き、母親が彼を説得して来談させた。会ってみると、Gくんには、手をかけて育てられた子に特徴的な、憎めない愛らしさがあり、また痛々しいほど敏感な感性の持ち主だった。事件を受け止めた例のセリフは「いまのところなぜあんなことをしたのかわからない、回答がない」という意味であり、わからないと不安になるから、事件に目を向けないようにするための仮面だと考えられる。

そこで、手をかけられた子の場合は仮面と別な複数の顔がある〔神田橋 一九××年〕というコメントを手掛かりに、このテーマを読み解いてみる。

Gくんはエリートの家庭に育った。母親が語るところによれば、父親は「Gに、自分にない創造的な能力、こころの豊かさを見いだして、愛情を注ぎ、単なるエリートを越えた存在に成長するよう大いなる期待を抱いて育て」、Gくんは「それを一心に受け止めてきた」。他方母親は、高い言語能力をもち、かつ、人間を越えた存在を生活の中心におく精神性の高い人という印象で、これらより、Gくんには幼い頃から質的に多様な体験の蓄積があると推測された。

しかしながら、多様であるということは、ひとつにまとまらないということでもある。多様な資質を身につけた人はとかく、さまざまな方向へ試行錯誤しながら資質が膨らんでいき、そのうちのあるものが頓挫すると、内的イメージの世界のなかで多様な道が拓かれていた原点に戻り、いままで使われていなかったものがつぎの資質として使えるように立ち上がってくる、といった精神作用を繰り返すものである。したがって、単に表と裏の顔、実像と虚像などの単純な図式で捉えることはできない。これが「仮面と別の複数の顔をもつ」ことの意味である。

しかも、自己の内的世界の探索が「どこが自分の進む道か」という外界探索のかたちをとって現れ、それが成就するとその部分が内側から膨れてきて本人のこころの大きな部分になる思春期においては、内側からの促しによってこの試行錯誤が激しくなり、豊かな体験を獲得していればいるほど外的世界を彷徨い、その結果、混沌とした内的世界で苦悶せざるをえない。これがGくんの辿った道ではないかと思われる。

面接過程の一部を振り返ってみよう。

会った当初、彼は「目標も夢もなくて中途半端」で「自分はだめだ」と思い込んでいた。しかし唯一、音楽が好きであった。母親は音楽の趣味をもち、彼は生まれる前から母親のピアノや楽し気な歌声を聴いていた。そして彼はある歌のグループにのめりこみ、自分もそのグループと同じ楽器を演奏し、徹底してその持ち歌をマスターしたいと願い、父親がその思いを受けとめてタイミングよく楽器を与えた。

もちろんその間も親や教師への反抗にはかなりのものがあり、彼は学校やクラスメイトや両親をさんざん振り回した。しかし同時に彼は毎日楽器の練習に取り組みめざましい成果をあげ、さらには演奏だけでなく次々に作詞作曲も続け、出来上がるとわたくしにもファックスで見せてくれた。その一枚目には「この六曲は、自分の才能を使って表現しました」と書かれ、そこには資質の開花に伴う自己肯定感があった。わたくしはそれに対して〈あなたの作品には、現代の若者たちが閉じ込められている空間を切り裂くような創造性があります。だから、あなたがフェンシングをしたらかっこいいだろうなと思いました〉と返信した。

Gくんは初歩十二ヵ月・初語十六ヵ月だが、二語文が口をついて出るまでひどく激しく母親に嚙みつき、話せるようになると途端にその行動が消えたので、母親は「ことばが出ないもどかしさゆえの嚙みつきと思った」とのことであった。彼の校内での暴力行為には、最近社会問題となっている十七歳の事件にみられる「存在証明への渇望」という哀しさがなく、閉塞状況を一撃で突破せんとする鋭利な攻撃性があり、後日また彼がファックスしてくれた詩には、鮮烈な思索が感じとれた。こうしたことは、「ことばを獲得すること」の精神内界での意義について、なんらかの示唆を与えるものかもしれない。

つぎの詩はGくんの資質が花開いた作品の一部である。

Blue Sky （作詞　う〇〇い〇）

目が覚めるような Blue Sky　僕をすいこみ溶かしていく
しだいにまわりはぼやけ　気づけばあたり一面 Blue Sky
すきとおった風　やわらかな日差し　どこまでもつづく青
たしかな物はそれだけ ……　ただそれだけ ……
この大きな空にくらべれば　この小さな僕の存在なんて
みじめなものだよね
心あらわれる Blue Sky　深く深くおちてゆく
そこで僕が見た物は自由という名の Blue Sky ……
すずしげな風　ここち良い日差し　どこまでもつづく青
感じる物は　それだけ　ただそれだけ
この大きな空はたったひとつ　この小さな僕もたったひとつ
同じひとつの命
目の覚めるような Blue Sky　僕に確かな勇気をくれた
だれよりも何よりも大きな勇気をくれた ……
忘れないように　こわれないように　胸に強くきざみこむ
目の覚めるような Blue Sky　やっと目がひらきかける
しだいにまわりがはっきりと ……　気づけばいつもの Blue Sky
…… La　La　La

Lonely Night（作詞 う〇い〇）

黒く暗く闇が街を包む　眠れず　ただ一人夜空の下で
届くハズもない思いを叫んでいて　願うように叫んでいて ……
Feel Lonely Still Loneliness　今夜僕は荒れ狂う
君の笑顔　君の声　頭の中だけで　ひびいている ……
こわれそうな体を　やさしく　包んでほしくて
かなうハズもない思いを　叫んでいて　祈るように叫んでいて ……
Feel Lonely Still Loneliness　深夜僕は荒れ狂う
君の影を必死にさまよい追いつづける ……
wow　wow　wow ……
会いたくて　会えなくて　夜僕は荒れ狂う
この世で　君以上のやすらぎなど無いから　wow　wow　wow
Feel Lonely Still Loneliness　今夜僕は荒れ狂う
この歌声が闇をきりさき光を手にするまでは ……
wow　wow　wow ……

Gくんは自力で親を説得して、自分のこの資質を伸ばす進路を選択した。そしてほどなく、彼の資質の暴発を嗅ぎとる人との出会いをひきよせた。

最後に、人を導くことにおいて、わたくしが最も重要と考えていることを書き添えて、本章を終わりたいと思う。

生かされつつ 生かす

千三百年の歴史をもつ奈良は斑鳩《いかるが》の里の法隆寺。その三代目宮大工棟梁、故西岡常一氏は、樹齢二千年の桧を使って法隆寺金堂、法輪寺三重塔、薬師寺金堂・西塔の復興を果たした、木を生かす名匠である。その著『木のいのち 木のこころ 天』（西岡 一九九三年）によれば、法隆寺の大工の口伝に、①「堂塔建立の用材は木を買わず山を買え」、②「木は成育の方位のままに使え」、③「堂塔の木組みは木の癖で組め」とある。

①は、生育の場によって木の性質が異なるので、その癖を見極めて堂塔のどこにどのように使うかを見分けるために、棟梁が山に入って自分で木を見て山ごと買え、との教えである。飛鳥や白鳳建築はそのようにして造られ、木を生かすためには材質を見る厳しい眼力が必要とされる。②は、山ごと買った木は、山の南の木は塔の南に、北の木は北に……育った方位のままに置くこと。山の中腹以上の木は光を浴び、風に当たり、嵐にうたれる環境で育っているので木質も癖も強いから、柱や梁などの建物を支える骨組みに使い、水分、養分が多く光や嵐の影響が弱い谷に育った木は、素直で癖がないかわりに強くもないから、天井や化粧板といった造作材に使え、という教えである。③は、左に捩れを戻そうとする木と右に戻そうとする木を組み合わせて、その木どうしの力で癖を封じよという知恵である。

これらが、千三百年たっても建物が歪まない、法隆寺の五重塔の軒先が一直線に保たれている理由なのだそうだ。これらの口伝の根底にあるのは「自然の教えるままにしなさい」であり、われわれに必要なのは「自分が生きているんやなしに天地の間に命をもらっている木や草やほかの動物と同じように生かされているということ」の深い理解であると西岡氏は記している。

それぞれのいのちには、悠久の時をかけて歴史が刻んだ癖（資質）があり、そのありようのままに導かれるとき、人のいのちもまったきに輝く。このような考えを、わたくしはいま、いのちを生かすためのよすがとしている。それは、心身の病は「ねじまげられたいのちの叫び」と思えてならないからでもある。

謝辞

公表のご快諾を頂きましたクライエントのBくんとGくんに厚くお礼申し上げ、この一文を捧げ、幸せをお祈り致します。ありがとうございました。

初出

井上信子（二〇〇〇年）「自分の得意に気づかない子――その心理と指導」『児童心理』54-14 金子書房

引用文献

阿部和彦（一九九七年）『子どもの心と問題行動』日本評論社

井上信子（二〇〇〇年）「対話精神療法のカウンセリング・教育相談への応用――学派を越えて有用な理論と技法」『日本女子大学人間社会学部紀要』10, 167-177.

Inoue, N., 2000, : Treatment of Trichotillomania through Sand Play. Japan. J. Child and Adolesc. Psychiatr. vol.41, Supplement ; 38-54.

神田橋條治（一九九〇年）『精神療法面接のコツ』岩崎学術出版社

神田橋條治（一九××年）スーパーヴィジョンのコメント

神田橋條治（一九九七年）『対話精神療法の初心者への手引き』花クリニック 神田橋研究会

久保田競（一九九五年）『脳の発達と子どものからだ』築地書館

西岡常一（一九九三年）『木のいのち 木のこころ 天』草思社

山中康裕（一九七九年）「精神療法としての箱庭療法」『臨床精神医学』8, 639-648.

対話　その九

症例B君についてはすでに井上さんが本書第二章で十分に考察しているのでとばして、まず症例G君からはじめよう。

多彩な天与の資質を与えられ、しかも適切で豊かな育成の場を与えられているなら、これ以上の幸せはないように思うが、どうもそうはゆかないらしい。かえって深刻な苦悩を抱えることがある。お釈迦様が好例である。G君はお釈迦様ほどではなかろうが、資質と環境とに恵まれた人である。資質が適切な養育対応を得ると飛躍的に成長する。そして成長した資質は彼を取り囲む暖かな環境を「真綿でできた檻」のように感じ、そこからの離脱を熱望する。世にしばしば見られる「育ちの良い子弟の脱線」の一部にこれがある。この事態への養育者の望ましい対応は「心配しながらも、子どもを信じて待つ」姿勢である。裏を返すと、この姿勢が望ましいのは、資質と養育対応が豊かであった特別な子どもに限られるだろう。G君はその珍しい例であるようだ。

他者との比較や競争によって得られる自尊心は、相対的なものであるから固くなりやすく崩れやすい。G君はそのような世界には居ない。自己が自己を問い、自己満足・自己容認を求めて彷徨する。その模索の結果としてえられる自尊心は、柔軟で、常に揺れていて、しかも崩れることがない。井上さんがG君にしてあげられることは、せいぜい、応援団の役割ていどである、それ以上に濃厚にならないほうがよい。たとえG君の敬愛が真摯なものであり井上さんの援助が適切なものであっても、新たな「真綿でできた檻」をつくらないほうがよい。どうやらそうやれたようだ。

井上さんとボクの場合は、竹を割ったような資質の弟子に、虚実皮膜が資質である師匠が援助を行っているわけだから、援助はしばしば弟子にとって不適切なものとなり「真綿でできた檻」の危険は少ない。弟子の敬愛が真摯なものであり、師匠の熱意も真摯なものであっても、そこに安全な不一致がある。すなわち、離脱や反発が日常の事象であるからである。

幸いボクらふたりとも、それぞれの資質と自尊心が他者との比較によって支えられているものではない、純粋に自己満足の性質を備えているので、ことに安全性が高い。コピーのような援助者ができあがるはずはない。そのことをG君の詩が教えている。

第三部

対話するふたり

師への想いは深く、そして複雑で、
まとめることがむずかしい。わずかな文言の
背後に流れる想いを読みとって頂きたい。

第十章　出会いと開花

本書のもうひとつの主題は「資質の開花」である。そして、わたくしのクライエントへのかかわり方には、神田橋先生がわたくしの資質を開花させようとした方法が写しこまれているはずである。最終章でそのことにふれておこうと思う。

人を育てる

わたくしはもともと発達心理学専攻で、調査・統計処理の手法を用いていた。しかし、数値化することは人のこころから離れていくように感じ、生身の人間との関係のなかで「こころとはなにか」を問い直したいと思うようになっていった。やがて無意識界に強くひかれるようになり、臨床を目指すことに決めた。そして、天国と地獄をはらむ「無意識界への熟達した案内人」を求めた。自分がこころを病んだとき、癒してほしい人であることは言わずもがなであった。しかしなかなか、この人と思う人を見つけることができず、月日は過ぎていった。ほぼあきらめかけていた頃、参加したセミナーで、神田橋條治という人を見、声を聴いた。瞬間、〈この人は治療者だ〉〈この人は次元が違う〉と直感した。そのときの先生のことばは、本書の冒頭に掲げたとおりである。

その後、先生と手紙のやりとりがあった。

わたくしはある学会で摂食障害のケースを発表した。コメンテーターから、発表前に箱庭の写真と詳細な治療経過を送るよう要求された。しかし当日のコメントは、資料が生かされているとは思えない内容であった。また、コメンテーターの切り捨てるような態度と断定的な口調に、〈絶対に正しいものの見方などあるのだろうか?〉という疑問が残った。それにフロアにも、新人を育てよう、抱えようという雰囲気がなかった。

神田橋先生ならどう返答されるだろう?　……わたくしは抄録をお送りした。すると、わたくしの逆転移の箇所に、先生は『自他を分けない方が自然だったの?』と書き込んで返信して下さった。自分の師匠選びにまちがいがなかったとわかった。わたくしは弟子となった。

資質を見つける

それから鹿児島へほぼ月に一度通うようになり、前述の学会発表のこともお話しした。そのケースでは、主治医とわたくしで見立てが異なり、発表のときもフロアにいた主治医への配慮に苦心したのだったが、師匠はわたくしがほとんど話さないうちに、ケースの診断もわたくしのほうが正しいと判断された。ついで、学会終了後もずっと感じていたことをお話しした。発表の折、右隣に座っていた年配の女性コメンテーターの、哀しみのようななにかが伝わってきて、右半身に痛みを感じたこと、そのせいでわたくしは相手に反論の姿勢をとれなかったこと、を素直にお話しした。

師匠の応えはつぎのようなものであった。『その資質を持っている人がほとんどいないの。クライエントや発表者（治療者）の一歩先を読んで、治療と教育がないまぜになったかかわりをもつ資質が、あなたにはあるよ。コメントは正しいことを言うことではない。学会の発表を聞きにくる人は、治療者とコメンテーターの間に流れている無意識を見にくるんだ』。

これがわたくしの資質についての、師匠のはじめての言及であった。これを聞いてわたくしは思い出した。発表の半時間ほどあとに、そのコメンテーターの姿を見かけたとき、わたくしは〈あぁ、この人の哀しみは、ご自分の人生を肯定しえない哀しみなのではないか？〉と感じ、切なくなったことを。

自信がない　わたくし

考えてみると、こういうことは毎年あちこちで起こっているのかもしれない。

初心者や若手の人たちが無用に傷つかないためには、自信を持てるといいのだろうが、わたくしはいままでも治療に自信がない。あっと言う間によくなってしまうケースがあるが、どうしてよくなったかわからず、落ち込んでしまう。

それをそのまま師匠にお話ししたところ、『長嶋は天才なんだ。長嶋は動物的勘でホームランを打てるけど、「バットの角度はこうで、立ち方はこう」と説明ができないんだよ』と勇気づけて下さった。その声のトーンまで、いまも覚えている。

だが不思議なことに、出会って半年ほどたった頃、わたくしはいまと同様に自信がなかったのに、師匠のことを〈相手にとって不足はない〉と思っていた。そして会うのが嬉しくて楽しくてわくわくした。〈話が通じあう〉と感じられるわずかな人々のひとりだったからである。

こんなこともあった。

師匠の代表作『発想の航跡』〔神田橋 一九八八年〕が読めない。十頁も読むと、眩暈。少し休んでまた読み進むと、今度は頭痛。それでも読むと、吐き気。正直にそのままを先生に申し上げた。すると、『中井久夫先生にその本をお送りしたら、ずっと持ち歩いて診療の合間も読んでくれたんだ。そして「医局員たちに、神田橋先生が今度、発想の航跡という本を出されたが、決して続けて読まないように、からだの具合が悪くなりますから、と注意しておきました」というお礼状がきたよ。あの本を、具合悪くならずに最初から最後まで読み通せるようなら、ほとんど臨床家としての資質がないね』とおっしゃった。安心した。

師匠は、なによりも資質にこだわられた。

わたくしは診察室で治療を陪席していて、長いあいだ、そこで何が起こっているのかわからなかった。だが〈これは治療というより芸術だな〉と感じる瞬間が幾度かあった。わたくしは、好きなヴィオラ奏者、ユーリー・バシュメットが弾き振りするモーツァルトの〝ヴァイオリンとヴィオラのための協奏交響曲 変ホ長調〟の第二楽章を想った。演奏会ごとに知的で神秘的な、一回限りの花を咲かせる彼を憧憬し羨望していた。〈治療と音楽、道は異なるが、ふたりには共通の「花」がある〉と感じた。しかもふたりは、技が分節化していない。ふたりは存在そのものが「花」だ。そして〈天分に恵まれなければこの域には達しない。そのことはあらゆる技の世界にあてはまる〉と感じた。

もともと自信のないわたくしは、鹿児島行きをためらうようになった。

疲れる－変わる

師匠はその気持を察して、来鹿を誘う声をかけて下さった。わたくしの資質を話題にしながら論文を校閲して下さった。指導の大部分は、文章の「書き方」と「刈り込み方」のコツであった。思い入れの強いわたくしには、何もかもが大切で、ついつい長文になりがちだからである。しかも文章指導だけではなかった。最初のケース報告を読んで下さったとき、師匠は『これを書いて疲れたかい?』と問われた。〈それほどでもないです〉とお答えしたところ、返ってきたのは『それは、すでに自分のなかにあった枠組に患者を当てはめただけだからだ。そうせずに本質を受けとめたときは、ひどく疲れるものなんだ。患者の、偏りながらも一生懸命生きてきた、その人生の重みで疲れるんだよ。そして治療者は変わるよ』ということばだった。

つぎに、本書に関する神田橋先生の導きについて述べておこう。

本が育ってゆく

まず第一章。この部分は、わたくしが対話精神療法を学び始めて二年ほどで書いたので、難行した。ある晩、書いている途中で息がつまり、先生にお電話して助けを求めた。文字どおり行き（息）詰まってしまったのである。すると先生はわたくしに気功法の一動作を指示された。そのとおりにすると、からだの中心を縦に通る道ができて、息が戻ってきた。

そこでわたくしは〈六割、楽になりました〉とお伝えした。すると先生は『たった二年でも、いままでのことをまとめるというのは小さな卒業の意味がある。意識は一生懸命そうしようとしているが、からだはまだそうではないから、そこで乖離が起こっている。だが、乖離をからだでわかったところに、治療者としての資質がある。いまこの説明を聞いて、苦しさはどうなった？』とおっしゃる。

そこで〈いまのお言葉で、もう二割、楽になりました〉とお伝えしたところ、今度は『からだが敏感だということは、言葉にならない患者の痛みをからだで感じとることができるということなんだ。「息が詰った」「息が戻った」「ことばを聞いて楽になった」……その感じをすべて、ようく覚えておきなさい。ぜんぶ治療に使えるんだよ』とおっしゃった。

結局、最後の二割はなくならなかったが、わたくしは先生のことばを胸に収めた。電話を通しての対話、それも時間にしたらほんの五分のことだが、そこには、対話精神療法と、「気」による身体の治療という神田橋先生の治療法が統合されてあった。

ふたたびわたくしは第一章を書き進めることができた。

ところで、このとき発掘されたわたくしの「からだの治療者的資質」だが、患者の患部が（先生曰く）「写し絵のように移る」のでからだの具合が悪くなることがあり（大抵はすぐ消えるのだが）、この感受性を保ちつついかに治療に生かしていくかが、いま、わたくしの新たな課題となっている。

第二・第三章の治療報告をしたとき、神田橋先生は『また、技がなくて人柄だけで治したな』と評された。わたくしは〈それは褒め言葉かなぁ!?〉と茶目っ気で返しながらも、〈技の巧みな師匠に師事しているのに技が身につかないのは、自分が治療に自信をもてないことの大きな要因だ〉と感じた。そのことを謝ると、先生は『確かに技は修得されていない。しかし精神が伝わっている。反対だったらどんなに哀しいか』と返された。この場合の「精神」とは、世阿弥の「心」に匹敵するものであろう――〝花は心、種は態なるべし〟。

鹿児島に通い始めた当初、先生から『大学の教員をやめて、治療者だけでやるほうがいい』と助言を頂いていた。しかし、第五章の初出誌を差し上げて一夜明けると『いろいろな才能があるから、大学に勤めて、臨床と教育と研究と、三分の一ずつでやってほしいよ』と、おっしゃった。いまわたくしには、その配分がまさに自分の資質にあっていて心地よいと感じられている。

また第七章は、先生が気に入られた小論である。『難しいことをやさしく書けるかどうかで、知性の高さがわかる。土居健郎先生の「日常語の精神医学」を読んでごらん』というのがその理由。

そして第八章は、わたくしのなかではじめて発達と臨床がつながった大切な小論である。わたくしの臨床実践は発達心理学の理論なしでは成り立たず、いま、心理的人間理解に占める「発達」の重要性が、切実にわかってきている。

第四・第六・第九章は、本来、子どもの治療者であるわたくしが、大人の治療へ歩を進めたケースである。それゆえ未知の世界での手さぐりの作業仮説を新鮮な感触でふり返っている。

このようにして原稿が完成すると、神田橋先生はそれに『対話の技――資質により添う心理援助』と命名して下さった。この十五文字には「対話によって相手の資質を引き出しいのちを生かす」という対話精神療法の本質が示されている。

桃源郷

いろいろなことがあった。すべてが神田橋先生の深い守りのなかで起こった。出会ってからほぼ三年のあいだ、東京と鹿児島で離れていたが、わたくしはずっと先生の子宮のなかに忘我で漂っていた。だが先生の真骨頂はやはり「揺らし」。わたくしはその子宮の荒れ狂う大海原を漂流したすえ、内部文化は破壊され、自律神経失調が続いた。桁外れの揺らしと桁外れの守りがあった。

その桃源郷のなかで夢を見つづけていた（巻頭口絵――工藤 一九七三年）あるとき、〈ここまで大切にされたら、きっと、いつ命が終っても悔いはないだろう〉と思う瞬間があった。そして、これまで忘れていた出来事を思いだした。わたくしが生まれるとき、母子いずれかの命しか救えないと医師に宣告された若き母は躊躇なく「赤ちゃんを助けてください」と、みずからの命とひきかえにわたくしをこの世に送り出そうとしてくれた。奇跡的にふたりとも命を救われたが、そのときわたくしは一生分の愛と光をもらったのかもしれない。

このふたつの出来事はいずれも、報いを求めず、別離を覚悟しているがゆえに哀しい「母の愛」である。

そして、おそらくその瞬間に、先生のあの「青い海」（まえがき参照）がわたくしのなかに内在化したと思う。人類は、四億年前に上陸を果したとき、体内に原初の大海原を取り込んだという。人はその太古の海に漂い、誕生し、大切にされることで、青い海を内在化し、自立を果たすのであろう。

この頃わたくしは、ボストン美術館で見たモネの〝……庭の妻カミーユと子供〟にこころひかれ、その絵の母と子のように、面接場面でことば少なになり、クライエントと沈黙を共有することが多くなっていた。

覚醒と分離

月日が過ぎ、わたくしは先生の子宮から出て、みずから立とうとした。先生は『寂しいものですよ』と肩を落とされながらも、成長を喜んで下さった。そして先生は『Disillusion ——幻滅とは、もっと親しくなることなんだよ』と語られた。

わたくしはその頃から先生に批判を浴びせるようになった。幾度も先生は、皮をむしられ赤裸にされた因幡の白兎のように痛々しいお姿になられた。それなのに先生は、『そうです』『そのとおりです』とわたくしの言い分を認め、しかも『あなたは鋭い。どこでそのことに気づきましたか?』と、そんな機会さえ捉えて、わたくしを育てようとされる。そして『あなたは手がかかる。それがかわいいのよ。資質が豊かであればあるほど、手がかかるんだよ』『資質に恵まれているほど、夢をみる力が深く大きいんだ』『あなたといると楽しいのよ。三割くらいしか僕の言うことに従わないから』『従順な弟子では、大事なことは受け継げない』と、わがままなわたくしを包み込み、勇気づけ、胸を貸してみずからを越えるように、越えるように導いて下さった。

溶けあうふたり

弟子は生活をともにするくらいの密な師弟関係において育つ、とお考えの神田橋先生は、そのお気持の実践として、気功・整体・太極拳・漢方・陶器・温泉・食の世界にわたくしを誘われた。

先生は、重症の精神病患者であっても「自然治癒力を高める養生」を第一に考えられるので、できるかぎり向精神薬を減らし、漢方による治療に切り替えようとされる。薬学とは無縁であったわたくしも、漢方の書籍を購入した。先生はわたくしに、漢方学者の研究発表を聴く機会を与えて下さった。弟子のなかに新たな意欲や資質を見いだすと、即座にそれを引き出して教育環境を整えて育む、という教育者神田橋條治の姿である。

また気功は、対話精神療法の初原から吹いていた風である。

わたくしは四年目の頃からやっと、先生の治療を言語化できるようになったが、出会った頃の先生の治療は、診察室で患者と対峙するや否や、瞬時に患者のなかに入りこみ、その「内からの視点」つまり患者自身のものの見方で、その人生や病気や出来事の意味を読みとる。つぎにそれを取り出してきて、その間、同時に行っていた「先生自身の視点」からの絶え間ない観察による資料とつきあわせて、理解を創造し、それを患者に伝えて、吟味してもらい、共有する。そして、その作業過程自体が同時に治療でもある、というものだった。

その過程でふたつの「視点」が消える時間があり、その時間に、先生と患者のあいだに「気」がゆきかい、先生は患者と「ひとつの息（気）」【註】を生きていた。「息」という字は「自らの心」と書き、「息（気）が合う」とは「心が通う」ことにほかならない。人は、不安になると息が浅くなり、緊張すると息は吸った状態で止まり吐きにくくなるなど、息は心のありように直結している。つまり「息（呼吸）が合う」とは「脈搏のリズムが合う」ことであり、それは「いのちの波」が同調することであろう。

そのためか、いま先生の診察を陪席していると、出会った頃に比べて、「瞬時に患者と対峙している」という感じが減り、「いつのまにかふたつのいのちが溶け合っている」という感じになってきているように思う。

統合失調症者と自助

先生の患者たちは、明るく落ち着いた感じなのが印象的である。かれらは、人はあまり変わらないことを悟り、病とうまくつきあいながら、いろいろなものを捨てて幼い日の自分に近づいているので、伸びやかな感じなのだろう。一言でいうと「自分でやっていける」というさり気ない感じなのだが、このごろかれらに、病が重くなったときも自分でやっていくという「覚悟」の気配が加わったように感じる。わたくしが見ているかぎり、この変化は、幾度かの入院を経ていまは外来通院している統合失調症患者に顕著である。

そこには、かれらが「気」で薬を選びからだを調整する仕方を先生に習い、自分の体調変化に応じた薬を取捨選択し、先生と意見交換して投薬の内容をふたりで決め、楽しみながら養生していることが大きく影響していると思われる。かれらは自分の病と薬を自己の管理下に置くことで、みずからの病を部分として自己全体のなかに組み込みながら、自己形成をしているようにわたくしには思われる。

現に存在するものを
存在しないとは言えない

しかしもちろん、どうやっても状態が良くならない患者もいる。先生はそうした患者に『ごめんなぁ』『すまんなぁ』と語りかけながら、なんとかかれらが楽に、元気に暮らせるようにと、ほぼ三日にひとつの割で養生のアイディアを生み出し、ご自分やわたくしや多くの患者たちを実験台にして、有効性と持続性を調べておられる。

臨床の現場に生起する事実を正確に観察し、東洋医学・西洋医学・民間療法の別を問わず、知恵を駆使して検証する。日々変容する師の姿に、わたくしは天性の治療者を見る思いがする。天性の資質の人は、楽しみでしてきた仕事に新たな楽しみが増すだけなので、「気」がもたらす不思議な治療効果に、子どものように目を見張り、喜々として新たな技を磨きつづけている。

おそらく神田橋條治は、対話精神療法といえども、それが患者のためにならないとわかったら、未練を残しつつも捨てるであろう。そして翌日には師はもうその地点にはいない。きっと、新しい治療のアイディアを患者に呈示して『これは昨日の夜、思いついた作品なの』と言ってそれを試しているに違いない。

これらすべてが、静かな日常のなかで、淡々と、行われている。やがて患者が「いのちのよみがえり」を語り始めよう。このようにして、患者の「自己治癒力を引き出し、自覚を育てる」という、対話精神療法の根底が築かれてゆく。

このごろの治療者神田橋は、太古からの風のようである。

玄冬

先生は、陶器が好きである。先日、連れて行って下さった鹿児島県加治木町の草深い庵の窯開き。そこには旧島津藩士の、世と距離を保った気品漂う暮らしがあった。背後には竹林が光を放っている。意識と無意識の重なりあった不思議な佇まいであった。囲炉裏の煤で漆黒に光る床をみつめる神田橋先生のお姿に、わたくしは「青春・朱夏・白秋・玄冬」のことばを連想した。〈先生は人生の冬支度に入られている〉、そんな師を哀しみを越えて受けとめることができた。

その明け方、夢をみた。先生がわたくしの子宮のなかに宿っていた。

それをお伝えすると先生は、『それは、ボクの治療の核芯が、あなたのなかに受け継がれて育っていこうとしている、と解釈できるね』とおっしゃった。

枠なしの抱え

先生のおそばにいて感じ入るのは、重症患者に対する「枠なしの抱え」に遭遇するときである。それは二十四時間治療者だからできる治療であり、同時に、二十四時間治療者でしかいられない哀しみと引き換えに付与された能力なのだと、感じる。

病院の階段でひたすら先生を待つ、ひとりの患者の後ろ姿を見た瞬間、なぜ先生がご自身の命を削るほどの「抱え」をなさるのか、わかった。そのとき感じたことをお伝えすると、先生は『なぜわかったか？』『いつわかったのか？』と、いつになく矢継ぎ早に問い返された。先生は、ご自分のこの治療が人から理解されるのを、とうにあきらめておられたのだという。

そこまで「捨て身」の治療をせざるをえない、ご自分の「生きている姿の哀しさ」を、先生はわたくしに見せて下さった。わたくしの「道」にまた白い花が一輪、咲いた。

しかし、その営みはわたくしには受け継ぐことができないことを先生に申し上げ、先生とみずからの資質の違いが浮き彫りになり、「先生の道」から、治療者としての「わが道」が分岐したのは、その数日後であった。思えば、先生のその哀しみは、出会いの頃の「青い海の一脚の椅子」に予見されていた。すべてが、出会いのはじめにあったのである。

そして、わたくしに与えられている資質があるとすれば、「われを忘れるほど対象に没入する力」であろうと思う。それが「原初なる一（原始の全面的未分化）」（マーガレット　一九八一年）の経験の質にかかっていることは、先生と共通にもつ感覚である。そうであるなら、先生との出会いはわたくしの誕生のあの瞬間（母と子は「ひとつの命」）にすでに予定されていたのかもしれない。すべては初原のところにあった。

まことの花

本書を書き上げてみて、先生の精神療法を学び始める準備がいまやっとできたのだと思う。

そのことを伝えると先生は、カルテを書く手を止め、手元の白紙に「和魂洋才」と走り書きされた。今日までの月日は、わたくしの精神が先生の植民地にならないように、わたくしがみずからの魂のありようを確かめ、強めるのを見守って下さった歳月だったのである。

『一対一の師弟教育でなくなってから、医者の教育はだめになったと思わないかい、ジョージ』と、パデル先生がおっしゃった』、その話を先生はよくなさる。神田橋先生はパデル先生のこのことばを教育の核に置いておられると思う。同じ姿勢は、対話精神療法の核でもある。

『大切なことは言葉では伝えられない。だから、ずっとそばにいなさい』という先生の導き。そこには、これから厳しい道を行く弟子への「守り」が隠されていると感じる。なぜなら、本書でお伝えしたケースの治療は、わたくしの生来の資質に多くを負っているが、『いまのままでは、その初々しさが失われたとき、この資質の小さな花は散ることもありうる。だから技を磨きなさい。そうすることによって〝まことの花〟が咲く。それだけが〝永遠の花〟たりうるのだよ』と、いまは師匠の血肉となっている世阿弥の教えが、『ずっとそばにいなさい』の言葉のなかにこめられているように感じるからである。

五年の歳月をかけて、師匠、神田橋條治先生が育んで下さったもの、それは、わたくしがみずからの「花を生むこころ」であった。

「覚醒という名の夢」のなかより

註

わたくしにはいまのところ、「気」とは人間のみならず社会も動かしている何かである、としかわかっていない。そしてそれは、人間の最も根源的な生命維持行動である「呼吸」と深くかかわっている、と感じており、このような表現をしたものである。

引用文献等

土居健郎（一九九四年）『日常語の精神医学』医学書院

神田橋條治（一九八八年）『発想の航跡』岩崎学術出版社

工藤不二男（一九七三年）〝幻郷〟本書口絵

Margaret, L., 1981.『原初なる一を求めて――転移神経症と転移精神病』（神田橋條治・溝口純二訳　一九九八年）岩崎学術出版社

参考文献

藤永保（一九八二年）『発達の心理学』岩波新書

対話　その十

パデル先生がおっしゃったことがある

「ジョージはボクをグルにしてしまったね」

あとがき

かけがえのない「出会い」を下さったクライエントとそのご家族にこころから感謝致します。

この本の刊行がクライエントとの「再びの出会い」のきっかけとなったことで、わたくしの本書への愛着が増しました。どのクライエントの方々も『お役にたてるなら……』と、ご自身のご経験を他者の成長のために拓いて下さった、その豊かさに敬意を表します。みなさまへは誰よりも先にこの本を贈らせて頂きます。本当にありがとうございました。

現時点のわたくしがあるのは、たくさんの先生方との出会いの賜物でございます。わたくしの歴史年表から、お名前をあげ、感謝を捧げたいと存じます。

梶田叡一先生、藤永保先生、岡野恒也先生、石川松太郎先生、真仁田昭先生、長谷川保先生、見田宗介先生、……ありがとうございました。

ここには書ききれませんが、いままで出会ったすべての方々に感謝を捧げます。

「僕だけではすべてを満たしてあげられないから」と言って、翼を自由に広げさせてくれる夫に感謝します。そして、生まれたことで、かけがえのない教えをわたくしに与えつづけてくれるわが子に「ありがとう」を贈ります。

本書の出版にあたって初出誌からの転載収録を許可して下さった、日本児童青年精神医学会編集部・金子書房編集部・日本女子大学人間社会学部紀要委員会のご厚意に感謝致します。

また、この本に込めたわたくしのこころが描き出されていると感じられる一枚の絵〝幻郷〟の作者、工藤不二男先生からは、是非とものお願いにご快諾を賜りました。大変に嬉しく存じ、ここに厚くお礼を申し上げる次第でございます。

最後になりましたが、この本づくりでは編集者の津田敏之さんが伴走をして下さっています。ありがとうございました。

二〇〇一年三月三日 ――「恩寵の波間」より

井上 信子

神田橋 條治（かんだばし・じょうじ）

1937年，鹿児島県加治木町に生まれる。
1961年，九州大学医学部卒業。
1971-1972年，モーズレー病院ならびにタビストックに留学。
1962-1984年，九州大学医学部精神神経科，精神分析療法専攻。
現在，伊敷病院（鹿児島市）。

著訳書
『精神科診断面接のコツ』（岩崎学術出版社）
『精神療法面接のコツ』（岩崎学術出版社）
『精神科養生のコツ 改訂』（岩崎学術出版社）
『発想の航跡』（岩崎学術出版社）
『発想の航跡2』（岩崎学術出版社）
『「現場からの治療論」という物語』（岩崎学術出版社）
『異常心理学講座9巻 精神療法－神経症』（みすず書房）
『「本」を遊ぶ』（創元社）
『技を育む』（中山書店）
『神田橋條治精神科講義』（創元社）
『神田橋條治医学部講義』（創元社）
『治療のこころ』（1-10，花クリニック 神田橋研究会）
『対話精神療法の初心者への手引き』（花クリニック 神田橋研究会）
『発達障害は治りますか？』（共著，花風社）
『精神分裂病の精神分析』（H.スポトニッツ，共訳，岩崎学術出版社）
『想像と現実』（C.ライクロフト，共訳，岩崎学術出版社）
『自由連想』（A.クリス，共訳，岩崎学術出版社）
『精神病水準の不安と庇護』（M.I.リトル，岩崎学術出版社）
『原初なる一を求めて』（M.I.リトル，共訳，岩崎学術出版社）
『転移分析』（M.M.ギル，共訳，金剛出版）
『ウィニコットとの精神分析の記録 新装版』（M.I.リトル，岩崎学術出版社）

著者紹介

井上 信子（いのうえ・のぶこ）

お茶の水女子大学大学院博士課程単位取得満期退学。現在，日本女子大学教授。主な著書に『現代の発達心理学』（共著，有斐閣），『中学生・高校生の問題と治療的カウンセリングの実際』（共著，明治図書出版），『対話の世界』（新曜社），『対話の調』（編，新曜社），『自己実現に誘う教育と相談』（金子書房）など。

対話《たいわ》の技《わざ》
資質により添う心理援助

初版第1刷発行 2001年 4月 18日
初版第9刷発行 2019年 1月 18日

著　者　井上信子
対　話　神田橋條治
発行者　塩浦　暲
発行所　株式会社 新曜社
〒101-0051
東京都千代田区神田神保町3-9 幸保ビル
電話(03)3264-4973(代)・FAX(03)3239-2958
e-mail info@shin-yo-sha.co.jp
URL http://www.shin-yo-sha.co.jp/

印　刷　亜細亜印刷株式会社
製　本　積信堂

ISBN978-4-7885-0757-9 C3011